擇食 貳

邱錦伶的瘦身食堂

邱錦伶——著

推薦序

我曾經以為自己很會養生，自己買了很多養生書籍，再加上報章媒體報導的資訊，建立了一套自我健康哲學，直到這幾年，身體開始走下坡，都不明所以的以為，是因為年紀到了的理所當然。

直到經人介紹，認識了江湖中傳聞的邱老師，重新建立了一套非常嚴格的「吃的規矩」，在她恐嚇之下開始了與口腹之慾的天人交戰，慢慢的，開始恢復元氣！

說真的，現在的我，能吃的食物極少，所有的肉類，只有豬肉和羊肉，而且不能超過十五分鐘的烹調，那想來想去，乾脆選擇火鍋燙肉，所有的奶蛋食品、好吃的甜點蛋糕，一律不得靠近；豆腐豆漿豆花豆芽，有豆就搬離桌面；更不用說我最愛的肉鬆香腸泡菜等加工食品，全部都想都別想。因此，日復一日的肉片、只有六種可吃的水果、大部分蔬菜以及澱粉類，就成了愛吃美食的我，無聊無趣無變化的飲食方式。但我卻充滿希望，因為，我感覺，自己的身體，一點點……一點點……在恢復體力。這種忍耐與控制擠壓出來的血淚交織，真真不是一個曾經愛到處吃美食而感覺快樂的人，可以輕易辦得到的呀！

我想我是衝著邱老師一句話：「食物是妳對慾望的控制，妳的意志能控制妳對食物的慾望，妳就能控制妳自己人生的一切。」我想，我是打算賭氣的和她槓上了！因此，我想告訴你們，是真的管用，但是，沒有意志力的人，不要來找邱老師，她很忙的，比我還忙，要預約要排隊一年，還得拒絕美食的誘惑，要慎重考慮，否則是浪費彼此的時間。

這樣幫邱老師寫書序，邱老師別怪我，我說實話。

知名節目製作人　柴智屏

第三章　健康又還吃得瘦的料理

第四章 外食族免煩惱

前言

從沒想過自己會成為一個作者，一本接一本的出，繼《擇食》、《瘦孕》之後，我仍然常常碰到讀者會問我一些書裡面已經有解釋過的問題，或者許多人看完書之後還是堅持要跟我約個人的諮商，這些情況讓我覺得很沮喪。

《擇食》這本書的開始，是因為我只是一個平凡的人，一天也只有24小時，我覺得如果出書，我就可以幫助到許多約不到諮商的人，希望能夠讓更多的人可以擁有健康和美麗的人生，所以當出版社找我談出書時，我才決定做這件事情。同時我還想出一個透過講座的方式，可以一次面對比較多的人數，企圖用這種方式滿足那些一定想要做個人諮商的需求。但當我自認我盡力了，還是不斷有太多人堅持找我個人諮商時，我覺得我好像沒有辦法繼續下去了。

因此在《瘦孕》之後，我一度不想再出書，就在此時，我透過臉書陸續收到一些Email：

老師您好：

我是3月份有去上課的學生，我上的是「初老+3堂懷孕課程」，就是努力擇食半年瘦了8公斤的那位，而我先生則是上「面子問題」課程中唯一的男生，很可惜懷孕課程的時間剛好我先生在國外出差，否則他也會跟我一起上懷孕的課程呢！因為想讓老師知道這些課程對我們的幫助之大，因此寫這封信給老師，也希望8月份老師可以開進階課程，這樣才能持續跟老師學習。

老師在懷孕課程有提到未來會有其他的發展，如月子餐與月嫂，不知道老師會不會有店面的需求，我們家在迪化街城隍廟「正對面」的巷子內有店面，每天看那些眾多來拜月老的年輕女生，我總是想如果大家都是擇食或瘦孕的粉絲，那全台灣會多多少健康的太太與媽媽呢？因此很冒昧的跟老師提出建議希望老師可以辛苦一點，發展更多的東西造福大家，如果老師有需要一個地點不管是月嫂訓練或是擇食食品鋪，我們絕對會鼎力相助！

到現在才有時間寫信給老師，因為上完課後我們就去北海道滑雪，又因為2月去做第一次人工失敗，醫生說3月自己嘗試受孕只有5%的機率，因此我們根本就不覺得會有懷孕的可能，人工都不中了，何況是自然受孕，滑雪前我也特別驗孕，因為沒驗到，所以就放心的去滑雪囉！

精彩的來了，回來後月經一直沒來，想說是滑雪太累了，一直到4月初要去上海玩的前一天再驗一次，結果居然懷孕了……應該是體質調得太好了，我在雪地摔來摔去、滾來滾去時剛好是排卵後10～13天，這個強壯的受精卵就這樣乖乖的著床，一點問題都沒有，這絕對是擇食的神奇效果！

目前懷孕剛滿八週，很高興能跟老師分享這則好消息，因為這全都是老師的功勞喔！雖然5月早就安排好要去香港大吃，但我相信體質基礎打好就一定不會有問題的……希望有機會可以在懷孕期間給老師諮詢，如果老師太忙了，那希望我可以在8月份的課程讓老師看到我「認真擇食後瘦孕」的樣子。

我們夫妻由衷的感謝老師的教導，祝福老師一切平安順心！

Wayne & Ariel ＋ 強壯的受精卵

敬上

以及

親愛的邱老師您好：

首先很感謝您出了《擇食》和《瘦孕》兩本書，因為這兩本書讓我在養生的第一個月成功瘦下5公斤而且精神變好，而且不可思議的是曾被醫生宣判不孕症的我成功懷孕了！現在懷孕進入中期的我，完全沒有任何不適的症狀也還未胖到任何一公斤！寶寶也很健康的在長大，真的很謝謝您！

很期待您出第三本書也祝福您順心及新書大賣！

等等等等……

這些留言給了我莫大的鼓勵，讓我明白我的力氣沒有白費，還是有許多許多人因此而得到更好的人生，因此讓我有了繼續往下走的動力！在此我要深深致上我的感激，謝謝你們給我的回饋、謝謝你們給我力量、謝謝你們讓這個世界更美好！

這本《擇食2邱錦伶的瘦身食堂》的誕生，是因為我諮商的對象中，所問的最多的一個問題，即是：「邱老師我們真的很願意避免吃自己不該吃的食物，但問題是我們不知道到底還有什麼選擇，每天都吃一樣的食物真的很容易膩呀！」我想與其我一個一個說，不如就把我自己實驗多年，平常每日變化著做的簡單食譜放在一本書裡，讓大家不用再為了可以吃什麼而發愁。

請讀者們一定要為自己花一點點時間、一點點力氣，我的食譜都是再簡單容易不過的，但是我保證一定美味，並且可以讓你吃得有變化、有樂趣，不會如同大家印象中所想的：只要是養生就一定難吃，而是既可以美味，又還可以吃了會變瘦的美食喲！讓我們一起努力為自己追求更美好的人生吧！

又：在此我要特別感謝王逸安大姊，她是我諮商的學生當中相當認真和徹底執行的人，為了能吃得健康，又吃得美味，她自己研發了許多讓我流口水的料理，更特地為大家貢獻了2道食譜。

另外要感謝帥哥主廚Tony，這位高大英挺的帥哥手藝一直讓我激賞，為了讓他自己更健康，他也用專業不斷發展新的菜色，特別提供了我們4道食譜。

希望大家都能夠因此更愛自己做菜，為自己和家人都贏得美麗健康的身體喔！

第一章

想瘦，吃就對了。

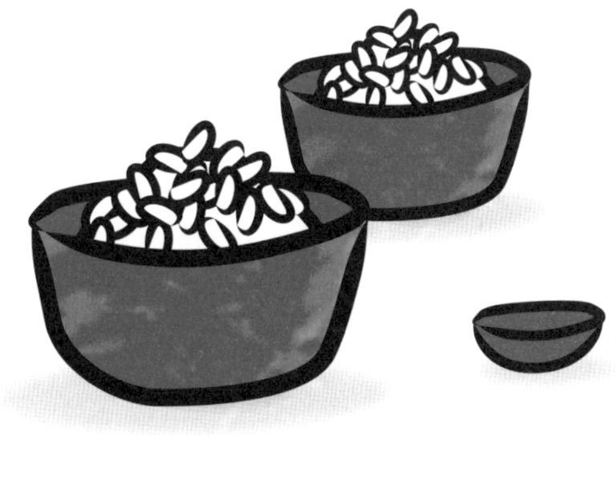

穠纖合度與紙片人的戰爭

最近我有個朋友不斷做著市調，她每碰到一個人，就會問：「史嘉蕾喬韓森與納塔莉波曼，你比較喜歡誰的外型？」原因是我這個朋友一心想要當紙片人，她覺得史嘉蕾喬韓森代表的是肉肉的美感，而納塔莉波曼則象徵紙片人的美感。

她當然也把我當作市調的對象問過，我的答案也很簡單，最美的當然是穠纖合度，紙片人在我的眼中等於不健康，怎麼會美？我很清楚紙片人是現在的主流審美觀下大部分人在追求的目標，而我要說的是，如果你一心追求當一個紙片人，而忽略了你身體所需要的養分，你的皮膚不會有光澤、你的手會像雞爪、皺紋很容易爬上你的臉，這些因身體沒有足夠營養而出現在外型上的副作用，你真的都有想清楚過嗎？換句話說，你會變成一個看起來比實際年紀老的瘦子，這真的是你在追求的嘛？

其實近幾十年來，我想任何時間在大街上隨機取樣，應該會有高達九成九的人，會肯定的說：「是！我想減肥！」也難怪不管經過多少年，市面上瘦身的方法或商品，依舊是百百種，一個也沒有減少，甚至還推陳出新，不斷有新方法、新產品問世。可見瘦身真的是現代人生活瘋狂追求的重要課題。相信你一定也曾經嘗試過其中至少一兩種，甚至更多吧。但是，這些瘦身方法，是否真的幫你達成目標了呢？真的讓你瘦得美麗而又沒有失去健康嗎？

在我諮詢過的學生當中，不論是一般人或是藝人，幾乎都是以瘦身為目標，而我也總是一再的強調，瘦身其實很簡單，只要是願意為了自己的身體，而好好擇食而吃的人，在健康調整好後，瘦身只是你所得到的回報之一，並且不是唯一。

更何況自覺太胖而以瘦身為目標的人，很大的原因是身體並存了各種健康的問題，例如最常見的水腫、過敏、婦科，甚至是高血壓、高血脂、高血糖等三高問題。這可以說明，肥胖絕對不是單獨發生，一定是身體的運作出了問題，才引發了裡裡外外、大大小小的毛病。所以，請把你的眼界放大，瘦身不是唯一，身體健康、代謝正常，讓你精、氣、神都達到最巔峰的狀態，才是我最大的目標，否則，光是有漂亮的身材，卻有張氣色不好、皮膚粗糙的臉蛋；或者是瘦下來了，但卻精神不好，那要如何在職場上繼續打拼，實現你的人生夢想呢？

而這些問題，想要改變，一點也不難，不必看醫生、吃藥，不必亂無章法的瘋狂運動，你只要改變你吃到嘴裡的食物，在對的時間吃，以及調整生活作息，就可以讓你照鏡子時深深喜歡自己。

只要你下定決心，在過往的經驗中，大概經過2週，你就能感受到，吃對食物後身體對你的善意回應了。

想瘦，先從吃開始

只要你想瘦得漂亮，瘦得健康，請先記住這句話：「想瘦，吃就對了！」

你可能會問：「有沒有搞錯，都已經要減肥了，卻還要我吃，這樣怎麼可能瘦得下來？」

沒錯，就是要吃！這就是『擇食』的道理，選擇對的食物，你絕對不需要挨餓，而且還可以吃得好、吃得滿足，如此一來，你的身體才能吸收到足夠的營養，重新啟動你的代謝。

這些營養的重要性，不容小覷。可以打個比方來說，就像是汽車沒有汽油，是絕對發不動的道理一樣。這些營養，是身體的必需品。所以，千千萬萬不能以餓肚子的方式來瘦身，節食在短期內也許可以見效，但是，對身體的傷害極大。想想看，沒有汽油的車子，就只是一個虛有其表的外殼，怎麼可能跑得動呢？所以，沒有吃東西的身體，也一樣無法為你工作的，你就只能在短時間之內維持一個外表，時間久了，不只是會復胖那麼單純，你在節食期間失去的健康，往往得花雙倍甚至更多的時間才調養得回來。

其實我的養生觀念，和大家熟悉的相同，每天一定要攝取足夠的六大營養素，包括：蛋白質、脂肪、維生素、礦物質、澱粉（碳水化合物）、水，總共六大類。除此之外，我很堅持必須攝取優質的營養素。那就像品質好的汽油，才不會傷害車子一樣。同樣的，優質的營養素才能提供身體運作所需的能量。

而當身體逐漸吸收這些好的養分，把過去數十年之間不斷累積的壞東西代謝掉之後，你的身體就會像是一部剛剛保養過的頂級轎車，爆發力十足，而且耐力十足。再也不會整天疲倦、失眠或過敏，甚至整個人的精神與氣色，都會好到讓旁人眼睛一亮。因為，你身體的代謝，早就已經在最完美的狀態下重新啟動了，新陳代謝不再低下、速度變快了，而且不斷有優質的營養素補充進來，完成了一個最好的循環，你就能又瘦又健康。

想要靠著吃，讓身體回到最佳狀態，完美的變瘦，在這本書裡，基於《擇食》當中已有完整的介紹，因此我只跟各位談幾個重要的觀念。

1.攝取充足且優質的營養素

什麼是優質的營養素？生活周遭優質的營養素又在哪裡呢？

基本上，只要烹調的時間盡量不要太長，像蔬菜汆燙或溫鍋冷油快炒一下就熟了，蛋白質烹調不要超過15～20分鐘，食材的營養素就不會被破壞，吃下肚後，身體也才能充分的吸收。尤其是現代人，身邊圍繞著多半是過度複雜的飲食，過度的調味、過度的烹調、烹調的方法太過繁複的菜餚，這些都是對身體不好的料理。

你可以試著想想看，如果現在你的面前有一塊生肉，或是一把新鮮的蔬菜，你很輕易的就可以透過眼睛看出來食材是否新鮮，用鼻子可以聞出是否有腐敗的難聞氣味。但是如果這些食材，經過水煮，再加入醬油、冰糖、滷包等等調味料燉煮之後，你所吃到的是調味過的食材，就很難判斷食材的新鮮與否了。尤其以肉類來說，經過這樣的過程，其中對人體最重要的優質蛋白質，也都已被破壞了。那麼，你吃下去的這口人間美味，其實是增加了身體的負擔。

然而，我們可能從小很習慣吃紅燒肉、肉燥、東坡肉、滷蛋、滷肉、茶葉蛋、烤鴨、燒鵝、油雞等等，從來沒有去想過這些食物到底會給我們什麼？是好？是壞？只是理所當然地吃著，覺得肚子餓，想吃就吃了，但其實這些我們吃慣的食物，都是經過長時間燉煮，肉類的蛋白質，早就在燉煮過程中被破壞了，端上餐桌時，其實都是劣質的蛋白質啊。所以，請從現在開始，拒吃以上的菜餚。除了自己烹調之外，經常外食的朋友，也可以依據烹調時間不要超過15分鐘的原則來選擇餐飲，諸如：小火鍋、壽喜燒等等，肉片下去，煮熟了就可以吃，只要小心選擇沾醬，最好是一點清醬油，若嗜吃辣的朋友，可以加一點去過皮的薑絲或薑泥，就是最符合這個原則的美食啦。

至於該如何攝取充足的營養呢？六大營養素一字排開來，總有種讓人很難以實行的感覺呢。其實很簡單，就是我常說的那句話：「有肉、有菜、有澱粉，這樣吃就對了。」而大部分想瘦身的人，對於這句話的疑慮通常很多。他們會張大眼睛，以不可思議的表情說著：「吃肉？吃澱粉？這樣不可能會瘦吧！」但是，事實上正好相反，在我諮詢的學生當中，不論是一般人或是藝人，都是這樣越吃越瘦的。

我們可以回歸到人類的身體構造來看，身體裡有血液、肌肉、各種臟器，各司其職，各有各的功能，並且相互搭配得宜，本來就是需要攝取不同種類的營養素，以供不同的內臟或體內的系統取用，並且相互完美的搭配，好讓人體正常運作。就像是一台頂級轎車，有好的內裝，也要有好的引擎，搭配上好的輪胎與車體的設計，才能成為頂尖。

而單純只吃特定食物的減肥方法，或是特定不吃某種營養素的瘦身法，長期來說，都會影響內臟運作的功能，請不要再使用這些方法了，否則最後賠上的是自己的健康。更何況，澱粉，並不會讓人發胖，反而會讓人有精神；肉類，只要選擇脂肪較少的部位，更不會讓你長肉，還能提供身體最需要的優質蛋白質呢。

還有個經常被大家忽略的營養素，水。大家普遍都有水量攝取不足的通病，尤其是女生，深怕水喝多了，身體會更加水腫。其實，水喝太少，也是造成水腫的原因。因為，你身體裡的每一個細胞，在你水量攝取不足的情形下，會啟動身體的危機機制，拼命留住水分，畢竟這是身體運作必須的元素之一。就像缺水時，我們也會儲水備用一樣，身體的細胞也會這麼做，當然就會造成水腫了。

所以，從今天開始，請確實喝水。從早上起床到晚上九點之前，夏天每天必須攝取二千CC的水分，冬天則是一千八百CC即可，我所指的水分，包含飲料、湯品和開水等等。喝水的時候，也千萬不要一口氣咕嚕咕嚕的大口喝完，一下喝太多的水，身體的細胞也是無法吸收的，平均分散在一天之中，每次一口一口地慢慢喝。另外，也請記住，晚上九點以後，就要節制喝水了，而且，如果白天已經攝取足夠的水量，晚上是不太會感到口渴的。

2.一天吃三餐照樣瘦

在我諮詢的對象中，常常發現不少人自動一天只吃兩餐，甚至諮詢過程中，也會提出，我少吃一餐可以嗎？但都被我嚴正的糾正與拒絕。因為人的身體每一餐中能夠吸收的養分有限，少吃一餐，或是某一餐吃多一點，都無益於身體的代謝機能的提升。所以，請從今天開始找回一天三餐的好習慣。尤其是早餐，別妄想用一杯咖啡或一杯牛奶就可以打發。這些流質的東西，並沒有辦法在胃裡面停留足夠的時間，如此一來，胃壁就來不及分解以及吸收養分，當這些沒有被完全分解的養分到了腸道，反而還更容易滋養腐敗細菌。因此，從早餐開始就要均衡攝取六大營養素，一樣以有菜、有肉、有澱粉的原則安排早餐，記得早餐的菜盡量用水果來取代，再搭配上我研發的四款養生雞湯，就是開啟溫暖體質的完美早餐。

另外，由於現代社會的作息，不少人常常得到晚上七八點才能吃晚餐，有人因為要加班，有的人則是需要長時間的通勤。不管如何，我都強烈建議，大家能在晚上七點半之前吃完晚餐。要加班的人，就多帶一個便當；要通勤的人，也許吃完晚餐再回家，都是有方法的，只要你有決心。

之所以希望大家能在晚上七點半前吃完晚餐，是順應人體的新陳代謝週期，人體的新陳代謝，從傍晚太陽下山後，就會開始趨於緩慢，這時候如果吃太多既是寒性又是水分較多的蔬果，很容易讓水分在身體裡堆積，長期下來就會造成水腫。所以要吃水果，最晚不要超過下午的四點，就比較不會讓身體變寒、代謝變差，造成水腫了！而且，太晚吃進身體的蛋白質，也有可能反而被肥胖細胞吸收，成為脂肪堆積的導火線。

如果你真的無法在七點半前吃完晚餐，那麼，我的建議會是：「七點半以後，不吃蛋白質和蔬菜水果，只吃澱粉！」你可能會想，那我乾脆不要吃好了，只吃澱粉，會有反效果吧！其實不然，澱粉可以提供身體所需的熱量，畢竟七點半後到睡覺前，還有一段時間，身體的代謝雖然趨緩，但是基本的熱量仍舊是需要的，所以澱粉的攝取，並不會造成身體負擔，也不會增加體重，超過晚上七點半後，只有澱粉被身體吸收，反而可以減輕內臟的負擔。

還有，吃飯的時候，請務必記得，要細嚼慢嚥。每一口食物至少要嚼三十下以上，我自己可都是嚼五十下呢。如此一來，營養素會更容易被身體吸收，身體的運作機能也會比較旺盛，當然，新陳代謝也會跟著提高。如果是狼吞虎嚥，不僅增加腸胃的負擔，而且還更容易一下子就吃進過量的食物，當然肥肉會找上你。

3.戒除錯誤的飲食習慣

關於飲食習慣，還有一點最容易被忽略，但是卻非常重要。那就是，吃，並不能解除壓力。

相信很多人都有這樣的經驗，壓力大時或很焦慮時，會想要塞點東西在嘴巴裡，或是一定要吃片巧克力，或是來份甜點，好讓緊繃到極點的焦慮或壓力，得以稍稍緩解，即使一點也不餓，餅乾或糖果仍舊不斷的往嘴裡送。

但是，我請大家思考一下，這樣做真的能減輕壓力嗎？吃完了蛋糕，壓力有因此消失嗎？問題有獲得解決嗎？想必壓力和麻煩仍舊是在原地，那麼，你該怎麼辦？總不能一直靠著甜食來逃避吧。所以，請停止這些不理智的進食行為，更何況這些甜點、甜食，都是精緻化的食物，在營養方面已經幾乎流失，你吃進去的東西，只是造成身體代謝上的負擔而已，反而對自己是種傷害呢。所以每當想藉著食物填補壓力或焦躁時，請記得提醒自己，要愛惜自己的身體，不要吃這些對自己不好的食物。

另外，可以在家親自下廚的人，也要檢視一下，自己的用油習慣是否正確。一般來說，沙拉油不適合高溫快炒、爆炒、油炸，最好的用法是涼拌，而橄欖油則是適合來拌炒，但千萬不要使用Extra Virgin的橄欖油來炒菜，因為提煉過程的差異，Extra Virgin橄欖油是適合當作沾醬或涼拌的。正確的用油，可以攝取到完整的飽和與不飽和脂肪酸，提供身體運作所需。

檢視自己的體質，就可以知道該忌口的是什麼

有了正確的飲食觀念後，我們可以檢視自己的體質，然後就能聰明的選擇吃對食物。

要判斷自己有沒有吃對食物，不必什麼豐富的食材知識，也不必有特殊的技巧，只要清楚地感受自己身體的症狀，像個好情人一樣聆聽它在說些什麼。

我一直以來強調的，是溫暖體質的重要。我們的身體太寒或者太燥熱都是不健康的，只有溫暖的體質可以讓身體代謝正常，有精神，充滿元氣，而相反的，當體質變寒了，則是各種麻煩都會發生，一般大家所謂的現代病包括：失眠、疲倦、水腫、肥胖、脹氣、便祕或腹瀉、長痘痘、過敏等等，甚至有人明顯感覺初老症狀提前來臨，這些其實都是溫暖體質被破壞的徵兆，代表你的身體已經成為寒性，或是陰虛火旺體質的警訊。

由於東方人的飲食習慣，多半吃那些太寒或上火的食物，所以很不幸地，大多數的人都是屬於麻煩的陰虛火旺體質。

陰虛火旺體質，簡單的說是身體過寒卻又上火的情形。當身體已經太寒而代謝低落、血流緩慢的狀況下還不斷地吃進會引發上火食物，讓上火的狀況在身體迅速不間斷地堆積，就造成了既寒又上火的陰虛火旺體質。

我將這兩種體質的症狀羅列如下，大家可以從身體的症狀來判斷，當我列舉的症狀正是你所有的，你就要開始避免吃到那些太寒和上火的食物，而且事不宜遲，從下一餐開始，就要好好調整你的飲食習慣喔。

寒性體質症狀

手腳冰冷、經痛、腰痠、分泌物多、婦科容易發炎、鼻子過敏、皮膚容易過敏、容易頻尿、夜尿及排便鬆散或不成形。

陰虛火旺症狀

手腳冰冷、經痛、腰痠、分泌物多、婦科容易發炎、鼻子過敏、皮膚過敏、容易頻尿、夜尿及排便鬆散或不成形。

早上起床有眼屎、眼睛乾、痠、癢、口乾舌燥、嘴破、口臭、大便顏色深、易怒、無名火、淺眠、失眠、皮膚過敏、長痘痘。

在我的經驗中，沒有人一生下來就是寒性或是陰虛火旺體質的，都是後天的飲食與作息，讓體質產生了改變。既然體質是會改變的，那麼，從現在開始，我們就來主動出擊，改變自己的體質，成為溫暖的好體質吧。

要擁有溫暖體質，其實不難，只要吃對食物就可以了。到底該吃哪些食物呢？不管是寒性體質或是陰虛火旺的體質，最根本的都要從避免寒性食物開始。

㊌ 寒性食物

野菜類：大白菜、小白菜、大黃瓜、小黃瓜、苦瓜、絲瓜、瓢瓜、冬瓜、芥菜（包括雪裡紅）、地瓜葉、白蘿蔔、秋葵、苜宿芽等。
料理類：生菜沙拉、生魚片等生食以及冰品。

第一步避開寒性食物後，緊接著第二步，就是要好好認識，哪些食物是會讓你身體上火的。根據身體不同的器官，上火的症狀和需要避開的食物也都不同。

上肝火的症狀

首先談談肝火。如果肝火過旺，你肯定會有睡眠的問題，不論是失眠、淺眠還是多夢，都與肝火有關。另外，肝火也會引發皮膚過敏。還有，早上起床時是不是有眼屎、眼睛乾、痠、癢的問題？會不會長針眼？有沒有嘴破、臭？手腳及臉部皮膚顏色會黯沉嗎？臉上長黑斑，有皮下脂肪瘤？便物顏色深、乾、硬？情緒容易暴躁、易怒、無名火等等。

如果以上的症狀你都有，那麼以下的食物要徹底忌口，提供的建議要徹底執行喔。

忌 上肝火食物

堅果種子類：高溫烘焙的芝麻、花生、杏仁、核桃、開心果、南瓜子、葵瓜子、蠶豆、腰果、松子、夏威夷果仁、米漿（含花生）。

菜餚類：咖哩、薑母鴨、麻油雞、羊肉爐、藥燉排骨、麻辣鍋。

調味料類：沙茶、紅蔥頭、紅蔥酥、麻油、香油、辣椒、胡椒、八角、花椒、茴香等辛香料。

水果類：荔枝、龍眼、榴槤、櫻桃。

飲料類：咖啡、市售黑糖薑母茶。

堅果類的清單，即便有營養，我仍舊名列上火清單，是因為講究香酥脆的口感及風味下，多半都是以大火拌炒或烘焙來製作，所以吃了會讓身體上火。如果想吃堅果，請盡量生食或低溫烘焙，一天一小把，千萬別過量喔！同樣的觀念，烹調的方式不當，也是會讓你上火的原因之一。因此，從現在開始要避免高溫油炸、爆炒、燒烤、炭烤等等方式料理的菜餚。可以自己下廚的話，就採用溫鍋冷油的方式，一樣可以做出美味的料理。

另外，與上肝火息息相關的睡眠問題，其實是大家也在日常生活中，不經意地吃進了許多會刺激神經的食物呢。

忌 刺激神經的食物

水果類：鳳梨、芒果、龍眼、荔枝、水蜜桃、哈密瓜、香瓜。
蔬菜類：大白菜、小白菜、大黃瓜、小黃瓜、苦瓜、絲瓜、瓢瓜、冬瓜、芥菜（包括雪裡紅）、白蘿蔔、竹筍（包括筍絲、筍干）。
含咖啡因飲料：咖啡、濃茶、可樂、瓜拿納（Guarana）茶等等。
其他：鮭魚、黃豆製品、糯米製品、巧克力。

此外，鼻子過敏與皮膚過敏，也與肝火相關，起因是肝臟的解毒功能不良，加上身體太寒所引起。當然，食物也有關聯，因此過敏的人，請避開以下食物。

忌 引起鼻子過敏的食物

蔥、四季豆、柑橘類水果（橘子、柳丁、香吉士、檸檬、金桔、葡萄柚、柚子、文旦）等等。

忌 引起皮膚過敏的食物

玉米、芋頭、南瓜、五穀雜糧、茄子、番茄、青椒、甜椒、蛋奶製品等。

以上所叮嚀的忌口食物，可以解決一半以上的過敏問題，另外，就要靠你自己放鬆心情，適當的紓解壓力，來消除內火，才能徹底地解決肝火問題。

除了肝火之外，還有腸火。要觀察自己有沒有腸火問題，可以從觀察自己的排便物開始。請看看你的排便物，是否有：羊屎便（形狀是一小顆一小顆的）或容易拉肚子、顏色深、臭、黏。然後再看看自己全身的皮膚是否有：嘴唇乾、脫皮、下唇紅、手上容易長老人斑、小腿下半截至腳踝的皮膚粗糙、乾燥，長斑點和小紅點。另外，粉刺與毛囊炎，也與腸火相關。

如果你有這些症狀，那表示腸道中的毒素過多，請開始避免以下的上腸火食物：

忌 上腸火食物

蛋製品（雞蛋、鵪鶉蛋、鴨蛋、皮蛋、鹹蛋、鐵蛋、蛋糕、蛋捲、蛋餅、泡芙、布丁、茶碗蒸、美乃滋、銅鑼燒、牛軋糖、蛋黃酥、蛋蜜汁、鳳梨酥、含蛋的餅乾、麵包或西點）、蒜頭（包含蒜苗）、韭菜（包含韭黃）、蝦子（包括蝦米）、奶製品（包括牛奶、酸奶、煉乳、起司、奶酪等）。

與腸道相關的還有現代人的通病之一，脹氣。如果你老是為了脹氣問題苦惱，請開始試著不吃以下的食物一段時間，看看有沒有改善。

忌 引起脹氣的食物

黃豆以及黃豆類製品（包括豆干、豆皮、豆腐、豆花、豆漿、黃豆芽、蘭花干、素雞肉、素肉、味噌、毛豆、納豆、素火腿、黑豆、黑豆漿、豆豉）、黃豆蛋白製品、糯米類（麻糬、粽子、油飯、米糕、湯圓、飯糰、紫米、糯米腸、豬血糕、草仔粿、紅龜粿）、竹筍（包括筍絲、筍干）、奶製品（調味乳、優酪乳、乳清蛋白）、五穀雜糧類（小麥、大麥、燕麥、蕎麥、黑麥、小麥胚芽、全麥麵粉製品、糙米、胚芽米等）及奶製品（包括牛奶、酸奶、煉乳、起司、奶酪等）。

如果你根據自己的身體狀況，開始忌口某些食物一段時間，已經明顯感覺到身體的變化，例如，原本早上起床都有乾眼屎的人，不知不覺中已經消失，或是過去總是脹氣的人，已經改善很多，那就表示你所忌口的食物，的確對你身體造成負面影響了。建議你經常複習這些食物與身體症狀的關聯，隨時靠著吃對食物，讓自己的身體處在最佳狀態。

肥胖也有分類型，對症下藥一一擊破

檢視過了自己的身體狀況後，再來看看你是哪一種肥胖。是的，胖也有很多種，要找出自己的肥胖類型，從飲食對症下藥，更能事半功倍。在我的經驗中，大概可以分成五種類型：水腫型肥胖、脂肪型肥胖、下半身肥胖、中廣型肥胖以及下腹、大腿肥胖。

水腫型肥胖

相信不少人都有過這樣的經驗，早上起床整張臉浮腫不已，即便食量沒有改變，甚至是特別小心飲食，還是因為水腫，被別人誤會自己是不是胖了，實在是非常冤枉。還有，工作一整天後，小腿和腳也會腫脹不舒服，如果你是這種情形，那可以摸摸手臂上的肌肉，如果是軟軟的，而不是緊實有彈性的話，那麼你的水腫問題，可能得要先解決。

要解決水腫，很簡單。只要避開會上火與寒性食物，再搭配泡澡或泡腳，早晨喝溫薑汁以及將紅豆茯苓蓮子湯當作點心，就可以看到效果了。

溫薑汁與紅豆茯苓蓮子湯，在《擇食》一書中都有詳細的說明，已經知道的朋友，請繼續執行，第一次聽到的朋友，你可以參考《擇食》這本書。

至於泡澡，建議以半身浴為主，水深不要超過心臟，上半身注意保暖，每天泡15～20分鐘即可，只能泡腳的話，水位至少要到小腿肚的一半，或是膝蓋以下。但是，當月經來，或是本身有心血管疾病、高血壓、糖尿病的人，則不建議泡澡或泡腳。

脂肪型肥胖

只要看看自己身上的脂肪堆積部位在哪裡即可。如果脂肪堆積在手臂、肩背，建議你先忌口蛋類製品一段時間，並且認真的攝取優質的蛋白質、紅豆茯苓蓮子湯。如果是腰部肥胖，請先忌口上肝火的食物，並且注意負面情緒的調整，千萬不要熬夜。已經消除水腫的人，要面對身體多餘的脂肪時，也可以參考以上的判別方式。

下半身肥胖

肯定是不少女性的惡夢，尤其是東方人常見的梨形身材，加上生活習慣，堪稱是最難瘦身的部位之一。這一種類型的肥胖，跟水腫型一樣，要先忌口寒性的食物、生食一段時間，並且搭配每天早上的溫薑汁，再將紅豆茯苓蓮子湯當作每日點心食用，配合泡澡或泡腳來增加新陳代謝。

中廣型肥胖

這一類型肥胖的人又分為三種：

第一種是從胸部以下到肚臍以上特別胖的人。其實，肇因多半是因為吃飯吃太快了。千萬要記住每一口都要細嚼慢嚥，咀嚼三十下再吞下，忌口會脹氣的食物一段時間，此外，也請注意及穩定自己的情緒，切記不要靠吃來發洩。

第二種則是指以肚臍為圓心，長出一圈救生圈的情形，通常這類型的人，多半有內臟肥胖的問題，也和上肝火有關，所以會引起肝火的食物以及烹調方式，請開始忌口與避免。也要同時調整作息，不要熬夜，十一點鐘就上床睡覺，也得好好正視自己長期以來的情緒壓抑問題喔。

至於最後一種，下腹肥胖以及大腿肥胖的人，雖然看似局部的肥胖，但事實上，是和體質太寒，身體的新陳代謝率太差息息相關，所以，優質營養素的均衡攝取，尤其是優質蛋白質，非常重要。針對下腹部肥胖，冰品和生食，是一定要避免的，晚餐也盡量避免吃葉菜類、水果，減少水腫的機會。紅豆茯苓蓮子湯、薑汁以及泡澡或泡腳，都可以一起搭配進行。

了解了自己的身體與肥胖的類型，是不是比較有信心了點呢？我相信在前面的敍述中，大家應該都已經明白，身體和吃進的食物之間的關聯。你吃進了什麼，身體就會以此做出回應。你也許會有個疑問，那就是：「晚餐時葉菜類要避免吃，那我到底還有什麼東西可以吃？」其實不少呢，扣掉列出來的蔬菜，你還有高麗菜、花椰菜、紅蘿蔔、菇類、萵苣、茭白筍、木耳、甜豆莢、豌豆、皇帝豆、蓮藕、菱角、馬蹄、馬鈴薯等等；不吃鮭魚，也還有其他的魚類可以採買。不用蔥、蒜炒菜，還可以用薑絲和醬油調味，一樣美味。希望你忌口的水果之外，也還有奇異果、蓮霧、芭樂。

所以，在食材方面，仍舊有很多的選擇的，不要再找藉口了。上一趟超市或市場，什麼材料都買得到，執行起來一點也不困難。

開心過日子，是變瘦最好的幫手

吃的方面改變了，其實只做到了一半，只做到了中醫理論裡的外火的部分。更深層的上火問題，則是內火，也就是情緒。

現在的社會競爭激烈，不管上班的不上班的，每個人都有不同的壓力，忙碌的生活下，情緒混亂，壓力無從宣洩，是現代人共同的困擾。

大部分的人會選擇：唱歌、打電動，和朋友吃吃喝喝，當作是宣洩壓力的方式，但事實上，這只是暫時轉移注意力而已，而暫時轉移注意力是無法真正的處理負面情緒根源的。長久下來，一天天的累積，無法改變之下，就累積成了不自覺的壓力和焦躁情緒；於是，你就會開始失眠、淺眠、明明很睏卻睡不著，這便開啟了你的惡性循環：睡不好，白天就沒精神，工作或是生活就越來越無力，這樣的身體狀況又會另外演變成一股壓力，不斷的輪迴，這是你去唱再多的KTV，假日睡再久的覺，都無法消除的。

可別以為情緒只是心理層面的問題，情緒可是影響身體健康的重大因素。多年的諮商經驗下來，我發現常常壓抑焦慮、不安情緒的人，身體的問題多半反應在腸胃上，諸如：胃痛、胃發炎、胃悶脹、大腸激躁或腹瀉等等。如果是經常壓抑憤怒情緒的人，問題則是會出在肝臟，會有眼屎、無名火、膚色黯沉、大便秘結以及胃食道逆流的問題。有的人則是上呼吸道問題反覆出現，如扁桃腺發炎、不停咳嗽、常常覺得喉嚨有痰，有這類徵狀的人，多半是近期有某些恐懼的事情，不敢面對而壓抑下來。所以，也請好好照顧自己的情緒，認真地找出調整、紓解的方法，也別忽略身體對你提出的抗議，好好善待自己的身體和情緒。我的建議是，讓你的情緒，也跟著工作一樣，今日事，今日畢。

下班了，就不想工作的事情；要睡覺了，就不要再想任何白天的事情，或是明天的行程、會議等等。如果沒有辦法控制自己的腦袋，或是無法停止操煩的人，今天晚上就試試看以下的方法，我也是這樣解決自己和很多人的睡眠問題的。

首先，在晚上十一點就上床睡覺。先別說：「不可能！」，總之十一點到了，就到床上躺平就是了。接著成大字型輕鬆地躺著，開始腹式呼吸，也就是把氣吸到肚子裡，一吸一吐之間，想像著今天所有不愉快的事情，不開心的感受，也都在這呼吸之間，慢慢地離開了你的身體，而吸進來的氣，則是充滿著滿滿的愛與關懷。這樣反覆個十次，應該就可以平穩地進入夢鄉。

如果還沒睡著，也不要緊張，繼續腹式呼吸，並且開始感謝你的身體，像點名般向身體的每一個器官，一一道謝。先謝謝腦子今天一整天的辛勞，分析所有工作上的問題、幫忙處理生活中的大小事，謝謝一雙眼睛，讓你看見了親愛的家人、美好的世界，謝謝你的雙腳，讓你在今天順利地趕上捷運……等等。

只要開始了這樣的思考，你的身體會接受到你的感恩訊息。而且，讓自己的大腦傳達出正面的訊息讓身體接收，總比你躺在床上，不斷怨嘆著失眠，或是輾轉反側越來越焦慮來得好。其實，失眠是身體對你提出的一種抗議，你的身體希望跟你好好相處，或是想提醒你些什麼事情，千萬不要忽略來自身體的訊息，而且，正面的思考可以帶來正面的能量，每天睡前給自己這樣一點時間，很值得的。

有了好的睡眠，在日常生活中面對紛紛擾擾的繁雜事務，也記得常常提醒自己，你是自己的主人，你可以決定怎麼看待事情，要從好的方向去想，或者從壞的角度看，決定的人是你自己，換句話說，開心與不開心，常常只在你一念之間而已。

希望大家都能夠擇食而活出開心又美麗的人生，我們一起加油！

仔細聆聽身體的聲音，體驗生理好轉反應

在我諮詢的學生中，甚至是按照書本自己執行的讀者中，大家都對於一個月內體重快速的變化感到驚奇，其實這都只是初期的排水而已，真正的身體轉變才正要開始。這時，我最需要的是你對自己的信心，與對我的信任，繼續忌口，維持對的生活作息，與保持情緒的穩定。因為接下來，你將面臨的是一連串的身體變化，你會疑惑、懷疑甚至會害怕！

一・黃金期：

一開始的體重快速下降，其實是因為你選擇吃進了對的、充足的營養素，身體內的各個臟器以及各種系統，就像是重新啟動一般，腎臟開始有能力處理之前因為代謝變差而累積在體內的水分，因此，身體在排除水分之後，體重減輕了。緊接著，在腎臟啟動全身的代謝之後，腸道也開始有反應了，開始順利地吸收你所吃進的養分，所以，要注意了，這時候有些人體重會增加！通常會增加個一～二公斤，因為你的內臟吸收了滿滿的養分，變得飽滿，所以有

可能你的體重增加了，但是體態卻變瘦了。

二・細胞修復期：

我們把人體簡約到最小的組織，細胞。在人體組成裡，有成千上萬的細胞，它們也有自己的生命週期，每一天都會有老舊的細胞死去，每一天也都會有新生的細胞誕生，來取代老舊細胞，維持人體的順暢運作，老舊細胞與新生細胞的汰換，有其一定的速率與週期。

而當我們的身體沒有適當的營養或保養時，比如說經常性的熬夜、作息不正常，總是吃太精緻的飲食，或是過度烹調的餐飲等等，身體無法吸收到足夠的養分時，老舊的細胞就無法以正常的速度被代謝掉，因此，新的細胞也因此無法誕生，整個汰換的循環也因此減緩，其實，簡單的說，就是身體的代謝低下了。

而當身體代謝低下，身體堆積了眾多老舊細胞的情形下，你開啟了新的飲食方法，吃進優質蛋白質，選擇適合自己體質的蔬菜，開始忌口，每餐都有肉、有菜、有飯，你的身體等於有了完美的營養素，內臟開始重新運作，大腦便會收到一個訊息便是：「身體好轉了，代謝可以提高了！」於是，便會向你的身體傳遞這樣的訊息。

提高的代謝率，一下子淘汰掉了老舊的細胞，但是畢竟身體才剛剛開始接受正確的營養，新的細胞還來不及以相對應的速度產生，於是便產生了落差。這時，你會感到特別容易疲倦，甚至會有嗜睡的情形出現，原本順暢的排便不再，你有可能會便秘或拉肚子。有的人還會有更嚴重的不適反應，口乾舌燥，或是體力明顯變差等等。

如果你的狀況，就和上述的情形相同，那表示你正在經歷細胞修復期，給自己多一點時間。盡量爭取時間休息、不熬夜。不要擔心，繼續維持你該有的飲食與作息，給身體多一點時間跟上進度就可以了，但在這段期間，要非常認真的忌口，不要再為身體增加更多的負擔，否則細胞修復期會拉得更長喔！

三・免疫系統提升期：

當疲倦、便祕或拉肚子等等症狀開始慢慢消失，或減緩，表示你體內的代謝已經跟上了喔！新舊細胞的汰換速度，看來已經銜接上了。這個時候，你應該會再度感覺到精神充沛。此時，你的免疫系統也正處在活躍的高峰，它會特別的靈敏，因為免疫系統肩負著保護身體的責任。

所以，如果你是感冒從來不會發燒的人，一旦在這期間感冒了，就會發燒。這也是最多人有的反應，有的人甚至非常緊張。但是，其實，發燒是好事，代表著你的免疫系統正在工作，正在為了你對抗侵入人體的細菌或病毒。

通常這個階段，多半的同學都已經執行《擇食》方法好一段時間了，不僅味覺變得靈敏，在不小心吃到不該吃的食物時，身體的反應也會特別激烈。有的人會拉肚子，有的人會嘔吐，甚至有不少人吃到海鮮，立刻就會皮膚紅、癢。這些其實都是身體免疫系統健全的證據，也是你的身體已經習慣接收好的營養素，開始拒絕不適合的食物。

曾經有位同學跟我分享這階段的經驗，他很高興的說：「一吃到不該吃的，身體立刻有反應，這下連解釋都不必解釋，大家就都會記住，我不能吃什麼了！」我聽了很高興，因為這倒也是一種另類的收穫，讓身邊的人更了解你的飲食，也就不會總是想要說服你或潑冷水了。

四．舊傷修復期：

最後一個階段，稱之為舊傷修復期。這個階段也是讓許多人感到害怕的階段。因為身體的反應往往讓人出乎意料。

經過了前面幾個階段，你的身體大致上新舊細胞代謝速度正常，身體的各個內臟運作良好，各種內分泌系統也都處在活躍的高峰，體質基本上算是調整好了。這時，身體便會啟動舊傷修復的機制。因為很有可能在過去療傷期間，因為種種因素，其實深層的細胞尚未修復，若身體裡真的有這樣的地方，這個時候，身體的自然療癒功能會開啟，去修復舊傷部位。

曾經有位學生，不知道自己正歷經這個階段。一天晚上睡覺時，突然感到左腿灼熱，原來曾經左腳板扭傷，左邊髖骨碰撞受傷過，這些過去受傷的地方尤其疼痛，他被自己嚇壞了，後來得知是正常的舊傷修復之後，才安心許多。也有同學曾經因為車禍受傷，皮膚內留下了可以觸摸得到的硬塊，雖不影響觀瞻，外表看不出來，但也總是揮之不去，在經過了擇食方法的調整後，硬塊慢慢地變小，最後消失。這就是身體自然修復的能力，千萬不要小看。

這個時候，你可能會因為舊傷修復而感到疼痛，不必緊張，利用泡澡、泡腳或是局部熱敷等方式，讓自己出出汗，為自己的新陳代謝再加碼，就可以安然度過了。

這幾個時期，會不斷的循環，但不一定會按照順序：當舊傷修復期過了，就馬上進入下一個黃金期；而是按照身體的狀況做出調整。比較麻煩的是，每個階段的時間長短因人而異，有的人細胞修復時間長達數月，有的人則是反應不太明顯，或是時間很短而沒有明顯的感受。所以，不必和別人比較，當發現自己的某些變化，符合某個特定時期的敍述時，你應該高興，自己的身體重新找回了活力，不再像過去那樣死氣沉沉，對於外界的各種劣質養分沒有反應，你更應該高興的是，你的身體藉此跟你展開了對話，你要做的事情只有，繼續堅持，保持信心就對了！

第二章

每個人都適用的享瘦秘訣：擇食而瘦

許自己一個健康的身體，從擇食開始

我的第一本書《擇食》的出版，基本上是出於想要幫助更多人的角度出發，畢竟以我一個人的力量，即便不眠不休，也無法提供每一個對身體健康有疑慮，或是對身材感到不滿意的所有人諮詢。但是，我還是希望如果可以，我願意用任何方式親自幫助大家。於是便在《擇食》書末，附上了徵求讀者接受諮詢的訊息，除了想幫助更多人的初衷之外，我也希望能夠藉著這些實際的例子，再一次可以讓大家明白，想要擁有健康的身體，只要下定決心，人人都可以做到。

當我看著一封封的讀者回函，心裡悲喜交集。高興的是，《擇食》受到大家的歡迎，回函中有人和我分享自己的改變，快樂在字裡行間流露，對我來說，也代表著這正是大家需要的一本書，還證明了現代人健康方面的問題重重！當然，在這張小小的回函中，我更看到了許多人，今日走樣的身體狀況，來自於從小錯誤的飲食觀念，或是心理與身體長期地交互影響，導致了全身大小毛病不斷。我不只看到了大家的身體問題，在一封封的回函裡，我還看到了好多故事，看到了好多讓人想要疼惜的女人，需要人點醒的男人。

在這些上千封的回函中，有些人的故事讓我感動落淚，有些人的身體狀況，讓我想立刻抓著她的肩膀，對著她大喊，請開始對妳的身體好一點吧！

我從回函中首先依照症狀篩選出情形比較嚴重的幾位，展開初步的面談。我想確認這些人的心意是否夠堅定，就如同我對待過去每一位前來諮詢的人一樣，不論你是一般的上班族或是紅透半邊天的藝人，我只在乎你有多堅決，有多麼厭惡每天這裡不舒服、那裡不舒服的感受、有多麼想要拋掉不健康的自己，因為沒有人會二十四小時盯住你、管著你，惟有你自己真心愛自己、真心為自己的身體認真擇食，你才能夠持續地去照顧自己的健康。

在經過一整天冗長的訪談後，檢視了每一位前來面談者的決心之後，篩選出了幾位讀者參與了我的諮詢計畫，我也非常嚴格的要求出席率，最後有兩位女性讀者，以及兩位男性讀者，一起和我走到諮詢的最後一堂課。

他們事實上也代表了不同的族群，二十六歲的張家芳，手腳冰冷、失眠，加上壓力過大，以及不良的減肥經驗等等，讓她的身體千瘡百孔，我相信有不少人也都有這些症狀。而今年四十四歲的李緻嫻，第一次見到她時，就已經感覺她將自己的身體保養得非常好，後來她告訴我，她就是自己買了《擇食》後，按照書中所說，開始改變飲食，因此除了體重減輕之外，健康也有了長足的進步，但仍然有些無法突破的障礙，而就在幾次諮詢的過程中，她宛如春風吹拂過一般，無論是體能或外表，都有驚人的改變。

另外，在這本書中，我也將一位外表看起來狀況非常好的男性朋友游士德納入案例，已經年屆四十的他，在和我一同工作或是見面的機會裡，我總會不斷叮嚀與嘮叨，幸虧他耳朵不硬，他開始漸漸地改變自己的飲食和生活習慣，讓我感到欣慰的是，這位有著家傳中藥知識背景的中藥草世家經營者，本就具備專業藥理知識，以及有著養生、與人體健康知識，更有著讓大多數男性欣羨的好身材，在我挑剔他的外型之前，他完全不認為自己的身體還有需要更精進之處。但是，在他因為不服氣我的挑剔而慢慢開始改變之後，他才發現，原來自己精神可以更好、原來男生也會有水腫問題，原來，四十歲的男人，那理所當然只是微凸的腹部可以再度緊實收平，而擁有發亮的肌膚看起來是這麼的帥氣。

如果在你心中，仍然保有要按照《擇食》執行，實在太困難的念頭，我建議你先從這位男性案例開始讀起，你會發現，只要改變一點點，你的身體就會開始給你善意的回應。

這本書中的所有案例和你一樣都是生活在同一片天空下，站在同一塊土地上，他們一樣需要自己打理生活，需要每天辛勤的工作，也都需要照顧家庭，他們並非有助理隨侍在側的藝人，一切都要自己動手，他們不嫌麻煩，因為，健康對他們來說，比什麼都重要，他們也因此有了持之以恆的毅力。而且，你會發現，當你願意將擇食融入你的日常生活後，很快地你就會熟悉擇食的方法，然後你就會發現其實一點都不困難，一點也不麻煩。

希望你在看完他們的故事後，可以開始身體力行，許自己一個更健康的身體，並且讓自己越吃越瘦。

真人實例1

姓名：李緻嫻（女）　年齡：四十多歲

職業：家管

主要調養重點：睡眠品質、月經不順、減肥、食道逆流、體脂肪過高

女人四十一枝花，現在就是我這輩子最美麗的時候

無法忍受的身體之苦

現在的我，感覺比二十多歲時還要舒爽。當年二十幾歲的我，偶爾還會腰酸背痛呢。現在呢，我每當和在國外念書的女兒視訊時，都會聽到她說：「媽咪，你怎麼越來越苗條、越來越漂亮？」當我放照片在臉書上時，更有不少朋友問我到底最近做了什麼？又變漂亮了。

我自己也對於現在的外表非常滿意，沒想到我到了四十多歲的年紀，皮膚還會這樣有光澤，沒有鬆鬆的小腹，而且月經也很順，我啊，每天早上起床，看著鏡子中漂亮的自己，真的好開心，連相識多年的好友都說：「妳現在比二十四歲剛認識妳的時候還漂亮！」

但是，一年前，我並不是這個樣子的。

一年多前，我正處於有史以來最糟糕的身體狀況之中。失眠問題伴隨著每天晚上幾乎都會發作的蕁痲疹，每一天都在折磨著我，同時我的月經開始不正常，情緒總是處於焦慮狀態，緊接著就是沒來由的發胖，甚至出現掉髮的現象……這些問題加在一塊兒，每每從鏡子中看見自己，我都快要認不得那是誰了，在飽受這些症狀的糾纏期間，因為身體總是處於不舒服的感覺，脾氣也跟著暴躁易怒起來。我那一整年，完全都不想出門，也婉拒朋友們來訪，當一個人對自己不滿意到極點的時候，怎麼可能會有社交的慾望呢？

我開始尋找各種改善方式，買營養補給品，看醫生，吃中藥等等，我甚至改吃素，想說讓身體藉著吃素，應該可以清爽一點吧，說不定可以改善我的不舒服，但是萬萬沒想到，我反而胖得更嚴重，明明有付出努力，不但不見改善，反而更嚴重，我的脾氣當然也更加煩躁，更變成一個深居簡出的家庭主婦，家人有時拿著手機要拍照，也遭到我斷然拒絕。

其實我很願意為了健康而努力，所以我並沒有放棄尋找改善自己身體的方式，因為人生帶著這樣不健康的軀體過下去實在是太痛苦了，一定得找到解決的出口才行。後來我偶爾發現了邱老師的《擇食》這本書，我開始認真的研讀，越看越引人入勝，因為雖然書中所說的方法有些和我們認定的營養觀念大不相同，但是，人體各個臟器相互牽連的中醫觀念，說服了我，我不斷地在書上寫上筆記，拿筆畫重點，更一口氣買了兩本，一本放在客廳隨時可以拿得到的地方，一本放在浴室，就連蹲廁所的時間，也要好好研究研究。

情緒是健康美麗的殺手

我急於想要轉變的心情，讓我開始按照書上邱老師所說的開始忌口。當我開始不吃蛋、不吃會脹氣的東西，晚餐避開會水腫的葉菜類後，就已經明顯地感覺到身體的變化，本來腫得跟月亮一樣圓呼呼的臉，消了一圈，因為身體不舒服而導致的脾氣不好，也改善很多。

我受到了極大的鼓勵，也開始相信這真的是可以幫助我的一套方法，在見到邱老師之前，我仔細整理自己身體還有哪些需要改善的地方，所以當正式開始和老師面對面諮詢，我可以很清楚地了解自己的身體狀況。雖然我看過書本，但是老師的建議有如畫龍點睛，原本看書有些疑惑的地方豁然開朗，老師也讓我更明白身體和心理的相互關聯。

邱老師告訴我，影響健康的因素，除了情緒、飲食之外、還有先天的基因和天氣。雖然基因和天氣是我們無法控制的，但是情緒和飲食，就是自己可以掌握的了，這就是我的最大功課。儘管老師的書我已經看得滾瓜爛熟，但是，面對面的和老師交談，還是讓我不斷地寫下筆記。

在諮詢的過程中，我在筆記上寫下了「怒氣傷肝」這四個字。

我徹底的明白了情緒如果沒有好好地排解，其實會影響身體的可不只一點點，一旦生氣傷肝，影響到肝的功能，就會口乾舌燥、嘴破、口臭、皮膚泛黃，這些症狀正是一直以來伴隨疾病困擾著我的症狀。

我這才明白，原來情緒就是內火，如果和身體交互影響，也會帶動外火，一旦上火了，其實就等於是身體發炎了。所以千千萬萬不要讓自己的身體發炎。老師用簡單的比喻，讓我明白了上火問題的根源。

老師還提到，鈣質可以有安定情緒的功能，諸如焦慮、不耐煩、怕吵、記憶力減退、甚至是入睡問題，都和缺乏鈣質息息相關，這對我來說實在是太受用了，原本以為鈣片只有針對骨骼鈣質補充有幫助，沒想到還有這些功能。

做個溫暖的人，才會更美麗

而長期困擾我的蕁麻疹，雖然並非無法控制，起因乃是於體質太寒的緣故。只要我的體質溫暖就可以改善。

對於我愛吃的水果，老師叮嚀最晚不要超過下午四點以後吃，最好是在早上搭配早餐一起吃，否則不僅會讓身體太寒，還會造成水腫。過去我以為水果對健康絕對只有好處，所以總是照三餐吃，甚至夜裡餓了還直接只吃水果當宵夜，我這才知道自己真是大錯特錯，原來任何我們吃進身體裡的東西都得要適時、適量才是好的選擇。

雖然皮膚狀況還可以，但是我的嘴唇容易乾、脫皮的狀況，我原本以為只是水喝的不夠，或者是年紀漸長需要多做點保養，沒想到這個症狀，透露出我的腸胃道有問題，而我的脹氣、胃食道逆流一樣都代表著腸胃的狀況。老師說明原來腸胃道的健康，其實肇因於心肺功能，身體真的是牽一髮動全身的奇妙構造啊。

對我來說，要增強心肺功能，我會選擇重拾運動，之前因為胖到自己都看不下去，也不想去運動，因為感覺動來動去，身上的肉不斷抖動，實在很讓人沮喪。我選擇老師建議的瑜珈，後來也加入了鋼管和芭蕾舞蹈班上課，好好訓練自己的肌肉力量。

我的三餐，可以自己打理，但是呢，原本只看書的時候，我並沒有喝雞湯，因為太懶惰了啦！但是在老師提點之後，我開始把雞湯加入每天的早餐中，意外發現，其實雞湯很好喝，而且其實也不麻煩。每天早上一碗熱熱的雞湯，是一種一天開始的元氣感，很幸福呢。

現在的我，每天最期待的就是三餐，因為吃飯變成一件很開心的事情；想想看吃進去的每一口都是對身體有幫助的食物，就像是在滋養、照顧自己。

我們的生活裡，難免會有需要和朋友聚會或是外食的機會，我會在和朋友相約的餐廳中，盡量選擇自己可以吃的料理，雖然老是被朋友說我太挑剔或是太難相處，但是，當我告訴她們，我現在容光煥發的樣子，都是靠這樣精選食物而來時，她們每個人就都會瞪大眼睛，好奇的詢問我，我好想讓她們也跟著一起執行邱老師的方法，有時甚至還自掏腰包買書送給她們，希望她們跟我一樣體會身體很有活力，又瘦得很漂亮的感覺。

如果是跟家人出去吃飯，我可就沒這麼客氣了。我會先研究餐廳的餐食，如果我沒有辦法選出我可以吃的菜，我可能就得先把這家餐廳列為拒絕往來戶了。有時候，和朋友去看個電影，我也叮嚀所有朋友不要挑時間太晚的場次，因為我現在已經養成十一點睡覺的習慣，我可不想在電影院睡著呢。

要說邱老師的擇食方法帶給我什麼最大的改變，我最感激的應該就是每天夜晚的睡眠品質。之前，我的睡眠很淺，大概睡個兩個小時就會醒來一次，要再睡著得翻來覆去好久，但是現在，我可以一覺到天亮，即使半夜起床上廁所，一回到床上，也就能馬上睡著了。還有，幾乎到了晚上就會發作的蕁麻疹，從開始執行邱老師的擇食方法後，到目前為止，只有偶爾發作一兩次，真的是解決了我生活中的大困擾。

我真的體會到，只要睡好覺了，精神好了，整個人從裡到外，就都能發光。

當然，愛美是每個女生的天性。現在的我，我真心認為比年輕時還要漂亮，我的臉變小了，皮膚也比以前更好，散發出自然的光澤，幾乎不需要上化妝品，就能很有氣色的出門。

吃東西的習慣改變之後，我還發現一件神奇的事情，過去，我吃完飯一定要有甜點，配上一杯黑咖啡，加上很濃的鮮奶，才算是一頓飯的尾聲。但是現在，我看到甜點，雖然它們每一個都好漂亮，好精緻，但是我完全沒有吃的慾望，就算同桌的朋友都在吃，也引不起我的興趣，彷彿我們的身體是有記憶的，就好像輸入一個程式後，它自然對它有害的食物，就是不再感興趣。

回想起第一次諮詢時，當工作人員說要量身，我還渾身不自在，因為害怕肚子上那一小圈肥肉，會被大家看到了。但是第二次量身的時候，我原以為我只瘦了二公斤，身材應該沒有明顯的改變吧！沒想到我的腰圍少了六公分，原本肥軟的小腹也消失了，臀圍少了四公分，而且胸部一公分也沒減少，當我自己看到數字的變化時，真是非常驚喜，還不只如此喔，大腿、手臂、小腿，甚至是肩寬都小了至少一吋，也就是說我整個人的尺寸小了一號。

開心之餘，我更是在農曆年間又買了好幾本的《擇食》分送給親朋好友，叮囑大家一定要依照自己的體質擇食而吃呢！

小小出軌不要緊，記得回頭是岸

不過，熱鬧的過年期間，親朋好友歡聚之時，我也就讓自己犯規地吃了些不該吃的東西，該忌口的沒忌口，後來身體開始感到有點疲累，但是當一開始恢復日常生活後，我可以很明顯地感覺到，過年期間吃進的不該吃的食物，帶給身體負面的影響都被代謝掉了。知道自己身體這樣的反應，心理愉快的程度，真的很難以形容。

我也決定，除了我自己之外，等我女兒從國外唸書回來，我一定要讓她跟著我吃，讓她擁有健康的身體，和最穠纖合度的身材。看到我的改變之後，女兒也開始願意跟著《擇食》的腳步，先從忌口蛋、奶開始喔，這種因為自己的健康而影響家人的成就感，才是最最幸福的感覺！

體態變化紀錄表（單位：公分、公斤）

年／月／日	12／10／20	13／01／12	13／03／30
身高	156	156	156
體重	52	50	51.3
胸圍	88	88	88
腰圍	77	71	68
大腿圍	45	44	44
上手臂	26	24	24
小腿	30	28	28
肩寬	34	31	31
上臂肩厚度	18	18	15
臀	96	92	89

邱老師瘦身TIPS

＊不論幾歲，十一點就上床睡覺，讓身負解毒大任的肝臟好好休息，更是啟動健康和瘦身的關鍵。

＊和緩適當的運動，可以增加瘦身的速度，例如：快走、瑜珈。但是，調養身體期間，建議不要執行劇烈的運動，讓身體好好的休養生息。

＊確實針對不適合自己體質的食物忌口一段時間，身體的不適症狀就能獲得改善，體內的代謝機制，也可以重新啟動，接下來身體自然就會瘦下來。

＊對照這個案例的體態變化紀錄表，我們會發現擇食之後，體重變輕了，但在三個月後，體重又增加，同時腰圍、肩背厚度及臀圍反而變小了，這也證明擇食之後，體重增加在內臟，讓內臟紮實，變健康了。

【擇食前】

【擇食後】

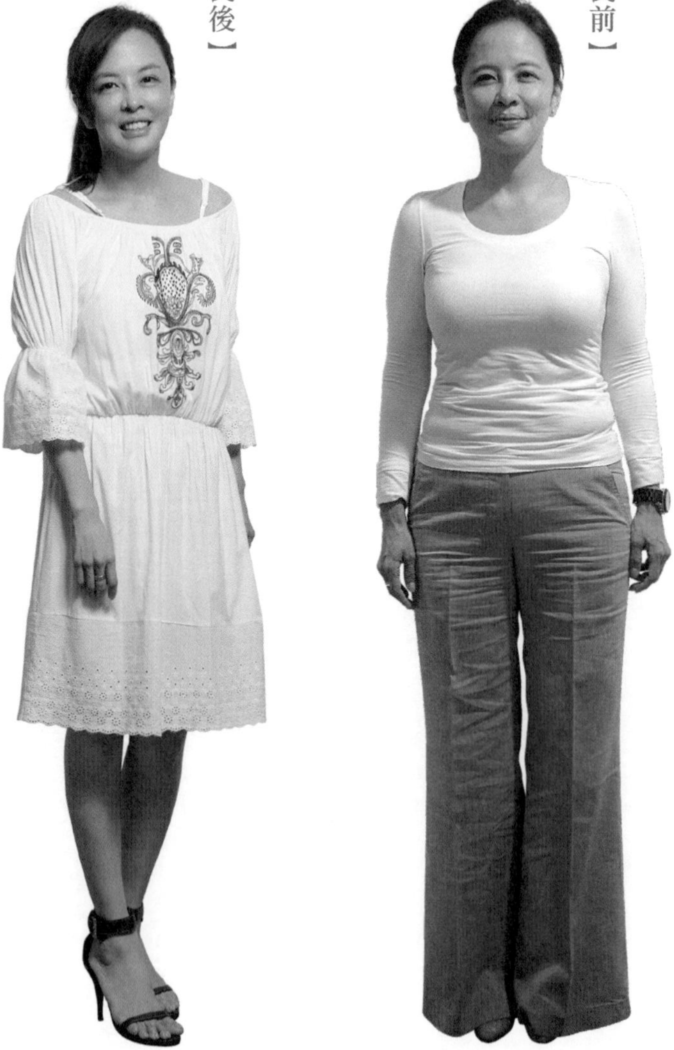

真人實例2
姓名：張家芳（女）
年齡：二十六歲
職業：行政
主要調養重點：低血壓、失眠、鼻竇炎、內分泌失調、恐慌症與心悸

擇食方法，救回了即將洗腎的我。

從小學就開始減肥的痛苦人生

我的減肥歷史，從大約國小五、六年級開始，從小因為身材被取笑到大的我，毫無自信可言，加上家人也常三不五時針對我的身

材提出批評，我幾乎每天都生活在「我好胖、我好醜」的陰影中，因此，減肥就變成了我生命中最重要的事情。為了瘦，還是小學生的我，不知道哪裡來的想法，我就自做主張每天只喝一杯果汁，家裡有什麼水果，就自己現打來喝，大多數的時候都是蘋果汁，我就這樣一天只喝一杯果汁，持續了兩個月，我的體重從六十一公斤降到四十九公斤，我開心極了。

但是，當我停止了這項減肥計畫後，短短一年左右，我就開始復胖，不只回到從前的六十一公斤，並且停不下來地直攀七十八公斤。我再次陷入自信垮台、不停地追求減肥的悲慘人生，從那個時候開始，我的人生就在不斷的減肥、復胖中度過，每一次的失敗，都更加深了減肥在我生命中的重要性，也更加深了我討厭自己的程度。

為了減肥，我用上所有的資源，其中最慘痛的代價，就是健康。還是學生的時候，我就曾經把所有的零用錢、壓歲錢都存起來，好去買各種瘦身餐或瘦身用品。再多漂亮的衣服，或是和朋友出門玩耍的機會都動搖不了我。我還記得，當時把所有的錢都拿去買直銷公司的瘦身代餐，但是，對我來說只是一連串挨餓的記憶，流失的體重也頂多就是排水而已，減肥失敗成為我日常生活中的常態。

畢業後開始工作，也有了自己的經濟能力，等於我有了更多的減肥基金，我更是把所有的錢都拿去減肥，任何只要標榜可以瘦身的方法，我全部都試過；再難吃的東西，只要告訴我「可以瘦」，我都會吃下去。

我也曾經尋求中醫減重，最高紀錄一次身上埋了三十針，從手臂、肚子、屁股、大腿到小腿，幾乎都埋，但是在長達三個月的埋線治療後，我沒有變瘦，只有三個月不斷拉肚子、頭暈、心悸和脾氣暴躁的日子。

當然，講究熱量控制的減重中心，我也捧著大把的鈔票報名參加。瘦身中心，總算是個比較健康的瘦身方式了吧，但是我的身體卻給了我意想不到的反撲。因為在精算熱量的原則下，我對區區

一、兩卡的熱量過度在意，造成了自己極大的心理壓力，常常是已經很認真的精算熱量，到最後加總起來，仍舊超過營養師的要求，即便只是一點點，我也暴跳如雷，於是為了宣洩心理的壓力，反而開始大吃特吃。而只關注熱量的結果，也讓我忽略了營養的均衡，愛吃甜食的我，會在營養均衡的一個便當和相同熱量的一塊蛋糕之間，輕易地選擇蛋糕，亂吃的結果，反而讓我更容易肚子餓，加上心理壓力的雙重影響之下，我在減重中心諮詢的過程中減少六公斤，一旦離開反而暴肥十一公斤，但是，減重中心對於我的狀況卻表示，增加的體重，要減下來的話，還需要另外支付費用。

我心灰意冷，怎麼有如此秤斤論兩的回應。

我的瘦身歷程，除了這些，你聽過的方法，我全都嘗試過，諸如斷食法、網路流傳的各式減肥餐、排毒餐、減肥藥、瀉藥……等等，你一定想不到，我甚至連催眠法都試過，但是，每一次站上體重機，我得到的結果都好像體重機上的指針壞掉了似的，它只會往數字增加的那一邊跑，我所有的努力都化為不斷變大的數字嘲笑著我。

一次又一次的減肥失敗，讓我的心理狀態，失衡到極點。一天一點累積下來對自己的負面評價，讓我連自尊都盡失，我走路都不敢與路人視線交接，頭總是垂得低低的看著自己的雙腳，即使是出太陽的炎熱天氣，我也盡量把自己包得緊緊的，因為我總覺得路上的行人看著我的同時，心裡一定都在嘲笑我的身材。

除此之外，我的身體在我長期的減肥下，也被我糟蹋得體無完膚。其中，最嚴重的就是失眠。過去，我每天凌晨兩點就會醒來，然後就再也睡不著了。偶爾看看電視忙東忙西，累了就會再睡著，但是多半的時候，就是睜著雙眼到天亮。只是，我白天需要做的事情也不少，一般人可能因為疲累倒頭就睡，但是我再怎麼累就是睡不著。

每天只睡兩個小時，加上各方的壓力，以及被我搞壞的身體，我去年一度內分泌失調，不到三個月的時間，胖了十公斤。再加上我有地中海貧血，以及經常莫名恐慌，曾經有一位醫生這麼告訴我：「妳再不好好愛惜妳的身體，接下來妳就要洗腎了。」

但是我也很想找到一個減肥方法，是可以讓我不再復胖，不再失落的。直到我看到了Jolin《養瘦》的書，知道了有邱老師這樣一位養生老師，我雖然不是Jolin的粉絲，但是看到她為了自己的身體與表演所做出的努力，我相信她的選擇一定是最好的，於是我便開始尋找邱老師，在苦尋不著之際，我發現邱老師出了《擇食》這本書，我當然欣喜地立刻買回家看。

我一字一句讀著書中老師所陳述的觀念，深深地被打動。如果瘦身的同時，可以像書中的案例一樣，也有快樂的心情，超好的氣色，還有健康的身體，那該有多好。雖然在我的心裡，拾回自信的唯一道路，就是瘦身成功，但是，我畢竟也是極盡所能的糟蹋了自己的身體，我必須想辦法重拾健康。

於是，我抱著這是我最後一次減肥的決心，來參加邱老師的讀者諮詢。

愛自己原來這麼簡單

第一次正式諮詢時，雖然我自己按照書中的擇食原則執行，不吃蛋奶豆，喝雞湯和紅豆湯已經瘦了三公斤，但是我還是有好多好多問題要請教老師。還記得，我在老師的體質分析表中一一填下自己的身體症狀，連自己都覺得多到有點慘不忍睹。和老師面對面諮詢，老師除了回答我所有的疑問之外，也針對我個人的體質狀況，做了更細緻的飲食建議，我也更明確的知道，該怎麼開始善待自己的身體。

因為家裡的三餐都是我掌管，因此要自己動手煮雞湯、紅豆蓮子茯苓湯和每餐都要有飯、有肉、有菜這些原則對我來說一點也不是問題。我更常常是先把自己的一份準備好，再來準備家人們要吃的，如果正好是大家可以一起分享的菜，我就會煮大盤一點。每餐食物的樣貌，對長期減肥的我來說，是不可思議的，這樣吃不但營養均衡，而且一點都不會餓，雖然有時候晚上偶爾肚子餓，多吃一個饅頭或是多吃一碗白飯，竟然也都沒有變胖，我高興之餘，也感嘆為什麼這麼晚才遇見邱老師。對我來說，更重要的是，靠這樣吃來減肥，不必拿食物去過水去油、不必算熱量，只要挑選好適合自己的食物就可以了，讓我減輕了不少壓力。

另外，最重要的忌口功課，也在我身上產生了微妙的變化。開始不吃蛋之後，我原本有濕疹、皰疹、富貴手，以及小腿皮膚總是有一粒一粒紅疹的狀況，三個月內就都消失不見。我比較需要努力戒掉的是甜食和糖果，這些都是我過去撫平自己情緒的重要發洩，在執行老師擇食方法的期間，經過了中秋節，以及三個朋友的生日，我一口都沒有吃進身體裡。中秋節時，還是我負責烤肉，我也一口都沒吃。

忌口很辛苦嗎？對我來說，對我自己身體好的食物，我才願意吃，否則就因為喜歡或是不想被朋友質疑的原因，反而讓自己身體造成負擔，那不是太划不來了嗎？一想到這裡，忌口就一點也不辛苦了，還變成是一種愛自己的方式呢。

而且最重要的是，我的睡眠明顯的改善了，我現在可以一次睡大約五、六個小時，當我睜開眼睛看著時鐘，不再是凌晨兩點，而是清晨五點的時候，我真的好開心，就連寒冷的清晨，在冷冷的風中騎著摩托車去幫家人買早餐，我的心都是暖暖的。

除此之外，手腳冰冷向來很嚴重的我，在冬天還沒正式來的十月份，我就需要開電暖器，冬天一到，我更是得穿著外套睡覺，現在，經過了一整個冬天，我完全沒有這個問題。困擾我的偏頭痛，也同時在三個月內消失無蹤，而且這三個月還是冬天。

第二次諮詢時，老師也驚訝於我的氣色和精神變得這麼好，這是當然的啊！因為過去總是折磨自己身體的我，開始善待身體，而我的身體也給了我很大的回報，我自己根本都沒有發現，過去總是面無表情的臉，現在自然地把笑容掛在臉上。

此外，我受益良多的便是對於減肥的想法徹底被老師顛覆了。首先，老師要我不要天天量體重，並且要注意體態多於體重。自從不天天站上過去總是讓我想哭的體重計後，我確實心情輕鬆許多。最妙的是，當我只瘦一公斤時，我的朋友看到我時都紛紛露出驚訝的表情說：「妳變瘦了！」我姊姊也說我的小腿變細了。我原本以為大家都只是在安慰我，但是當我穿上衣服，我發現和過去的差別真的很明顯，原來，雖然只瘦一公斤，但是我的體態有了很大的改變，最明顯的就是我的肚子，像消氣的氣球一樣，小了一大圈，難怪大家都會說我瘦了。

開啟自信人生，踏上快樂的旅程

這樣的瘦身經驗，也是我過去未曾有過的。我更有信心自己可以繼續瘦下去。在頭兩次諮詢的過程中，我雖然只瘦了二公斤，但是身體狀況好沒有水腫的時候，我的體重甚至可以到五十八公斤，這是這多少年來體重首次是五字頭，真的給了我莫大的信心。

此外，在老師的鼓勵下，我也找到了紓解壓力的方法。那就是，抄佛經。不再靠著吃來宣洩。我也慢慢地練習把家人或旁人對我身材的批評，右耳進左耳出，不再去和他們計較，因為我不需要靠著回嘴來保護自己，我的身體和體重已經正在朝著我希望的路途前進了。

健康與瘦身，對過去的我來說，是魚與熊掌不可兼得的兩件事情，而現在，在我身上竟然同時存在著。而且，我為了自己做了一個勇敢的決定，那就是到英國短期的遊學，從未踏出家門的我，在這段時間有了自信和勇氣，在家工作的我幾乎沒有踏出家門過，當然也因為對自己的身材沒信心而不願意出門。但是現在，我覺得我該替自己做點事情，我要勇敢。於是，買了機票，報名了課程，只會幾句英文的我一個人到英國，開始一段完全屬於自己的人生。

我原本希望我可以待上一年，但是，我心裡仍舊放不下家裡的父母，雖然目前只安排短短的兩週，但對我來說已經是很大的突破了。

這也是邱老師額外送給我的貴重禮物，我其實沒想到我的身體有了好的轉變之後，我的心理也跟著健康起來，過去被不斷打擊的自信心，慢慢地都回來了。我希望分享自己的經歷給所有想要瘦身、想要漂亮的女孩，如果我都可以做到，我相信沒有人是做不到的，讓我們一起加油！

體態變化紀錄表（單位：公分、公斤）

年／月／日	12／10／20	13／01／12	13／03／30
身高	160	160	160
體重	61	59	58
胸圍	93	91	89
腰圍	84	80	74
大腿圍	50	48	46
上手臂	28	26	25
小腿	36	35	35
肩寬	39	38	37.5
上臂肩厚度	18	17.5	17
臀	99	96	93

邱老師享瘦TIPS

*只要睡得好，就能帶動身體的代謝與循環。

*情緒與壓力，就是中醫所說的內火，也會讓身體產生上火反應，務必要找到排解的方式。

*三餐都讓自己有菜、有肉、有澱粉，既有飽足感，同時在營養均衡的攝取下，更能越吃越瘦。

【擇食前】

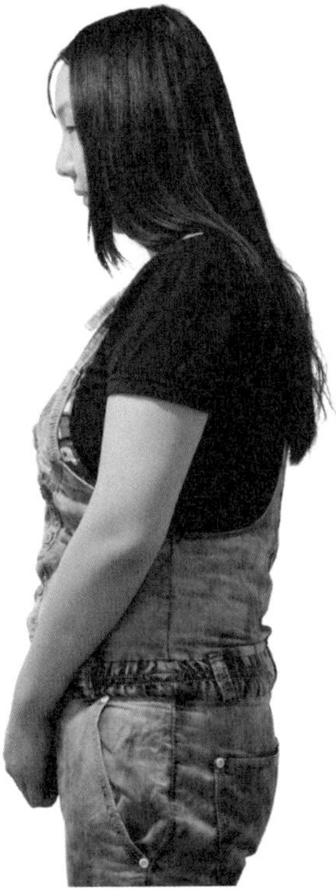

【擇食後】

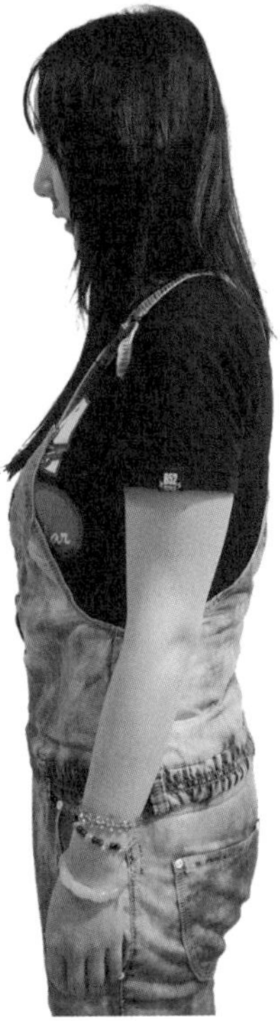

真人實例3

姓名：游士德（男） 年齡：四十歲

職業：漢補世家總經理

主要調養重點：水腫、脂肪肝、高血脂

男生也需要消水腫！

不是看起來瘦就代表健康的

其實，我和邱老師認識很久了。但是，直到最近半年，我才開始慢慢執行擇食的方法。倒不是因為質疑她的理論或建議，而是出身中藥世家的我，如果生病了或是覺得哪裡不對勁，就自己抓點中藥，總是能輕鬆的解決。平常雖然沒有奉行任何養生方法，身體倒也沒什麼大礙。

認識邱老師時，我三十出頭，隨著時間的前進，我終於也來到四十大關，自己的身形是有點熟男的樣子，其實就是有點小肚子了啦。不過，只有坐下來的時候會被看到，在中藥行裡工作時，站得直挺挺時，可是一點也看不出來！同時，例行的健康檢查，雖然也出現了一個紅字，那就是血脂，標準是二〇〇mg/dl，而我大概是二三〇～二四〇mg/dl之間。但是我身邊總是有著比我指數更誇張的人，所以，我還竊喜的認為，我自己其實只超過一點點，沒有什麼關係啦！

因為我的外型看來，還算元氣滿滿，跟身邊頭禿肚圓的同年齡朋友或同事比起來，我還稱得上保養有方。而我每次和朋友們聚會時，也只有我數落別人身材的份，他們有的因為應酬，身材越來越中廣、有的成天大魚大肉，健康檢查每一項都是紅字；有三高症狀的更不在少數。與之相較，我在他們之中可算是身材保持得最好的一個，所以那稍稍超標的高血脂，我哪會放在心上呢。

基於以上種種原因，雖然我是很認同邱老師的擇食理論，但是減肥對我來說，是從來都沒有需要的問題；至於健康，我有中藥世家的知識與傳承，我想這點我自己就有把握來保養和處理。而且和朋友聚餐，或是請客人上餐廳吃飯的時候，要我一個人堅持忌口，還真是有點讓人受不了。

所以當邱老師挑剔起我的身材，和提醒我高血脂的問題時，我的確動了該養生的心念，但我不像其他和邱老師正式諮詢的同學們一樣，乖乖百分之百的執行，我選擇循序漸進的，慢慢一項一項的實行。

不過，開始部分執行之後，我就嚐到了甜頭，因為除了身形的改變之外，還有我覺得最難得的便是只有自己感受得到的精神上的爽快。

究竟我是如何個循序漸進法呢？首先，取地利之便，也就是以我的工作來說，最容易取得材料的紅豆茯苓蓮子湯開始。我就在自家中藥店中，煮了一大鍋的紅豆茯苓蓮子湯，紅豆、茯苓和蓮子都是整斤、整斤的下鍋，畢竟自己一個人吃不如大家一起吃，來得開心。

一開始這紅豆湯還真好喝，我的同事們也都喝得津津有味，但是呢，當你每天都煮一大鍋，人性的弱點就會慢慢出現，那就是感覺膩了，不想再吃了。可是，吃到膩了開始感到有那麼一點厭煩的時候，我發現，我原本有點中年男人都有的鬆弛下巴線條消失了，我這才知道，原來我也有水腫！而這消失的線條代表著我的身體代謝率提高了。這下子，就算對紅豆茯苓蓮子湯本來有點小膩，也心甘情願喝下去。

除了紅豆茯苓蓮子湯之外，我也從早餐開始進行改革。我過去的飲食習慣是三餐幾乎都外食，早餐除了一般的早餐店之外，咖啡廳也是我的選項之一。大家應該不難想像我的早餐不只有麵包、蛋、火腿等等，還有我不能少的咖啡；午餐，有時候生意上的朋友來到店裡，當然少不了得到像樣的餐廳飽餐一頓；至於晚餐更是我和家人相聚的最好時光，加上我和太太都是美食主義者，為了美食花時間上網研究，更是常有的事，三餐不只外食，還都是精緻美食。健康檢查出現紅字，其實也算是意料中之事。

我選擇從我可以完全掌握的早餐開始，認真的遵循著邱老師有菜、有肉、有澱粉的原則，把我原本的精緻外食早餐改掉，用燙肉片、燙青菜，搭配著白飯來當早餐、午餐能帶便當就帶，以最輕鬆的方式進行擇食而吃。在進行擇食飲食一週之後，自己的味覺變得非常敏銳，外頭的餐廳加了什麼不該加的，一吃就知道，而且持續了兩週左右，我的一天三餐之中，大約有一半的比例，是採取擇食方法，其他的照舊，就讓我瘦了二～三公斤，而且，我還沒有加入雞湯，就已經有這麼好的效果，連我自己也有點驚訝，原來，我還可以更瘦、更帥！

雖然到目前為止，我沒有再進一步的增加擇食方法在我的日常生活當中，但是我的一週三餐之中，仍舊可以有一半的比例，維持著擇食飲食。現在，我自己感覺，身體各方面，都比剛認識邱老師時，只有三十幾歲的狀態還要好。除了身形外表更年輕之外，精神、體力也好很多，而且現在皮膚發亮，整個人看起來就氣色超好。

男人的健康，是全家的依靠

在擇食飲食四～五個月之後，正好遇上公司安排的定期健康檢查，沒想到我的血脂又飆高，讓我百思不解，我明明人瘦了，這是什麼狀況？一問了邱老師才知道，原來身體在調養的過程中，肝臟代謝脂肪的功能，開始甦醒運作，被分解的脂肪會暫時充滿在身體的血液中，同時，也代表著脂肪肝開始分解了，也就是說再過一段時間，等身體裡的脂肪被代謝掉後，我就可以重新回到健康的身體狀況。

到現在執行了將近半年，體重已經下降了五公斤多，不只我很滿意，就連邱老師也很滿意。我想，我應該會繼續讓擇食方法留在我的生活當中。

我希望我的擇食過程，可以鼓勵不知道怎麼開始，或是覺得擇食的方法很難落實的讀者們，其實只要一點一點慢慢來，你的身體就會有所改變，甚至像我這樣只執行一部分，我也找回了懷念的好精神與好體力。還有和我同年齡的男性們，健康檢查上的紅字，請用嚴肅的態度看待，不要再和身邊的朋友比爛了，身體是自己的，事業和家庭都建立在你的身體健康上。

邱老師享瘦TIPS

＊男生也會有水腫問題的，紅豆茯苓蓮子湯認真喝，會讓你的身形更完美。

＊當身體吸收了適合自己體質的營養素後，各內臟的功能就能重新啟動，肝臟也會在過程中，開始分解脂肪，血液中會有不少被分解出來的脂肪，過程中可能有血脂或膽固醇反而比以前高的狀況發生，切記不要進行劇烈運動，再給身體多一點時間，好代謝掉體內多餘的脂肪。

＊只要願意改變，即使一天之中只有一餐以擇食方法進行，身體也會給你善意回報的。

【擇食前】

尊重當事人不願公開，故此略過。

【擇食後】

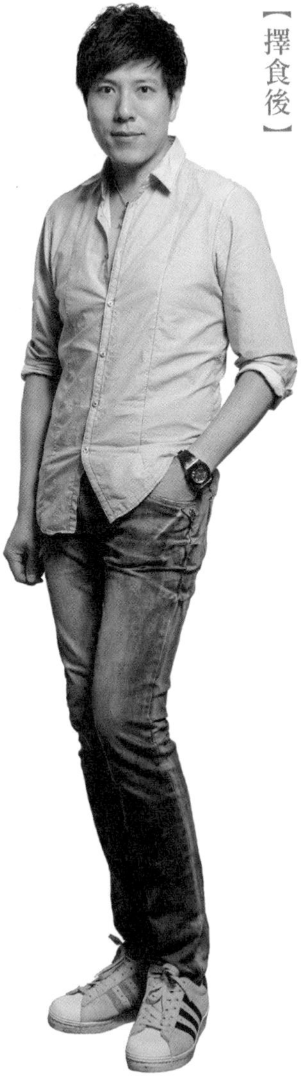

第三章

健康又還吃得瘦的料理

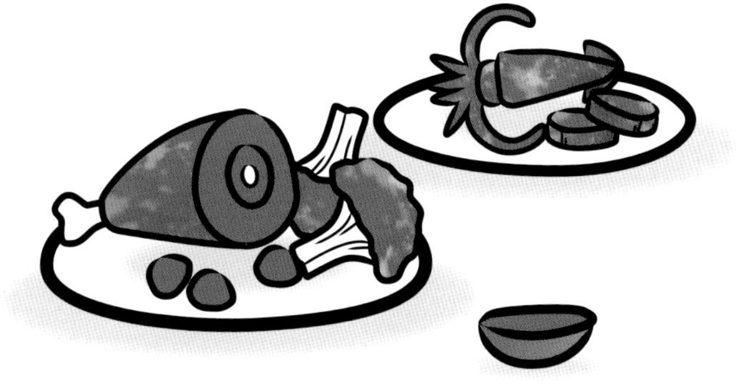

準備功夫很簡單、掌握火候也不難，輕鬆做美食的秘訣通通告訴你

很多時候，來找我諮商的人都會對我有一種評語，那就是：「邱老師，妳的要求好嚴厲喔！」當我聽到這樣的評語時，並不是感到生氣，而是不能理解我的標準怎麼會算得上是嚴厲呢？

我試圖去瞭解到底在一般人的心目中，擇食的方法讓他們覺得困難的點到底在哪裡？他們無法做到的原因又是在哪裡？所以每次的諮商我的學生如果提出類似的評語，我都會反問他們這兩個問題。漸漸地我歸納出以下兩點為最大宗的答案：

一．每天都要上班，回到家都已經累壞了，哪裡還有時間洗菜、切

菜、料理呢？

二．他們認真的去市場買了菜，但回到家進了廚房，腦中便一片空白。在眾多的烹調方法之中，選來選去只會用滾水汆燙，而他們往往也會被身邊的朋友說：「你這樣吃，當然會瘦啊！」

我這才明白，有些簡單的點子，大家沒有想到，所以被困在既有的想法中而無法變通，因此導致他們覺得自己料理很困難，且沒有變化，長此以往很容易吃膩，選擇非常有限。唉！早說嘛，我有許多小撇步可以分享給大家呢，如果掌握這些小聰明的方法，相信我也就可以擺脫大家覺得我很嚴厲的評語了呢！

準備秘訣

針對第一點，上班族的朋友們，我可以跟大家說方法再簡單也不過，只要你肯在假日走入菜市場，按照《擇食》一書中知道自己該避免吃什麼、可以吃什麼而去買好食材，回到家洗乾淨，一樣一樣切好，用保鮮盒分裝放進冰箱，在做這些事情的過程中，你可以感覺到幸福和快樂，因為當你在做這些事情的時候，你的心中可以不斷告訴自己，這些事情是你愛自己而做的，更可以是愛家人而做的，就像日本人常常強調的：「有愛在裡面的料理，才會是最棒的料理。」

然後你每天要吃什麼就取什麼出來，今天肉片彩蔬結十薑黃飯或是橙香蠔油豬排十地瓜筊白筍小米飯，甚或是更簡單的番茄玉米絞肉口袋餅……，健康和美味的一餐就完成啦！這些菜的做法，都有在後面的食譜裡示範，我要說的是只要掌握擇食的原則，想想看，要健康烹調就不能超過十五分鐘，同時又不能高溫，所以做一餐飯是花不了你多少時間的，你卻能吃得健康而自然瘦下來，怎麼會難呢？

針對第二點，則在這本食譜中希望可以讓你有照本宣科的變化菜式內容，更能夠激發你自己去創作的能力，這就是我出這本食譜最大的目的呀。

調味秘訣

但是有一件事情我可以先跟各位分享，做菜最簡單的調味就是，鹽巴與醬油。我的學生當中，曾經有人跟我抱怨：「邱老師，雞湯好難喝喔！」我大吃一驚，怎麼可能？一問之下才發現，他完全沒有加鹽巴，這樣當然不好喝啊！所以，請記得，任何料理都可以加點鹽巴調味。對於鹽巴的份量沒有把握的人，一開始先加少量的鹽巴，做菜過程中試吃一下，再酌量加入就可以了。

醬油尤其可以使用在肉類料理中，就像是我們在外面吃的「壽喜燒」手法其實非常簡單，即便從來沒有下廚過的人，一定也可以輕鬆搞定的。想想看吃壽喜燒的時候，店家是不是也提供醬油和水來調整鹹度，等煮滾了再加入肉片蔬菜等食材呢？把這樣的方法原封不動地搬到自己的廚房，找個平底鍋，用熱度均勻的電磁爐，不就大功告成了，是不是很簡單呢！

另外，我的料理法寶之一，薑汁醬油，更是讓每道料理增色添香的好法寶。做法也非常簡單。

薑汁醬油做法

只要將薑汁和醬油以一比一的比例調勻，就可以了。我通常會做好一小罐，用保鮮盒裝好冰在冰箱裡，這樣一來，不管是自己做飯，或是宴請朋友，隨時都有一罐美味的調味料可以使用。

火候秘訣

還有一個讓大家對料理卻步的地方，就是炒類料理的火候。有些同學，怕把菜炒焦，有些人怕無法掌控鍋子的熱度，而產生畏懼。其實，我所建議的溫鍋冷油料理方法，只要先將鍋子燒熱，再倒入油，就可以接著放入食材了，料理過程中，皆以中小火來拌炒或燜煮，其實一點也不難。葉菜類的蔬菜，大概五分鐘左右就會熟了，根莖類或菇類，切薄一點，拌炒過程中加點水，也可以在我要求的十五分鐘內完成。不會有驚險的場面，也不會有過多嗆人的油煙，一切都可以優雅輕鬆的進行喔！同時，在這個部分，很多同學的疑問是，沒有油的鍋子，要如何判斷鍋子已經熱了？其實，只要將手掌靠近鍋底，當感覺到熱氣時，就表示鍋子已經熱了，是不是很簡單呢？

還有一個常見的困擾就是，不知道哪些食材搭配起來比較美味？不確定蔬菜的味道？口感能不能相互搭配？於是，這次我將研究擇食多年，自己改良的各種經典菜式，以及我的私房料理公開，也請來了主廚坐鎮，和我一同研發的各種美味料理，保證色香味俱全，而且又兼顧擇食的要求。當然，如果你對料理有興趣，我更鼓勵你自己嘗試搭配，說不定你能組合出獨一無二的美味，也請記得和我分享喔！

不要再誤會做菜很難，也不要再只是水煮青菜、燙肉片，除了吃得正確健康之外，美味也是可以兼顧的！如果美味的料理，是你遵照我的飲食方法調養身體過程中，最大的致命缺點，那麼，從今天開始跟著食譜練習，不久之後，你一定可以自己料理美味和健康都滿分的三餐。

份量說明

這次精心準備的三十道食譜，是以一人份一餐的量為主。考量到不少人可能是料理新手，對於份量的拿捏，總是很頭大。因此在材料的標示上，我以每個人家中一定都有的飯碗來當作標準，這樣大家也不必斤斤計較幾公克或幾兩，更不必擔心，萬一買到太小或太大的食材，不知道怎麼拿捏，輕輕鬆鬆地拿一個碗，就能精準的抓準份量，做出一道擇食料理。如果你是經驗老道的廚房老手，你更能夠以此為標準，輕鬆地調整份量，想要兩人分享，或是擺一桌擇食料理宴請朋友，我想都不是問題！

飯類料理

除了白米飯，你還有這些變化！

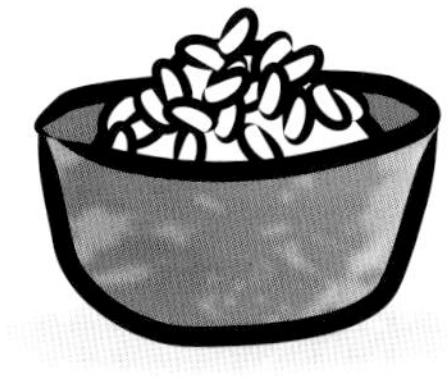

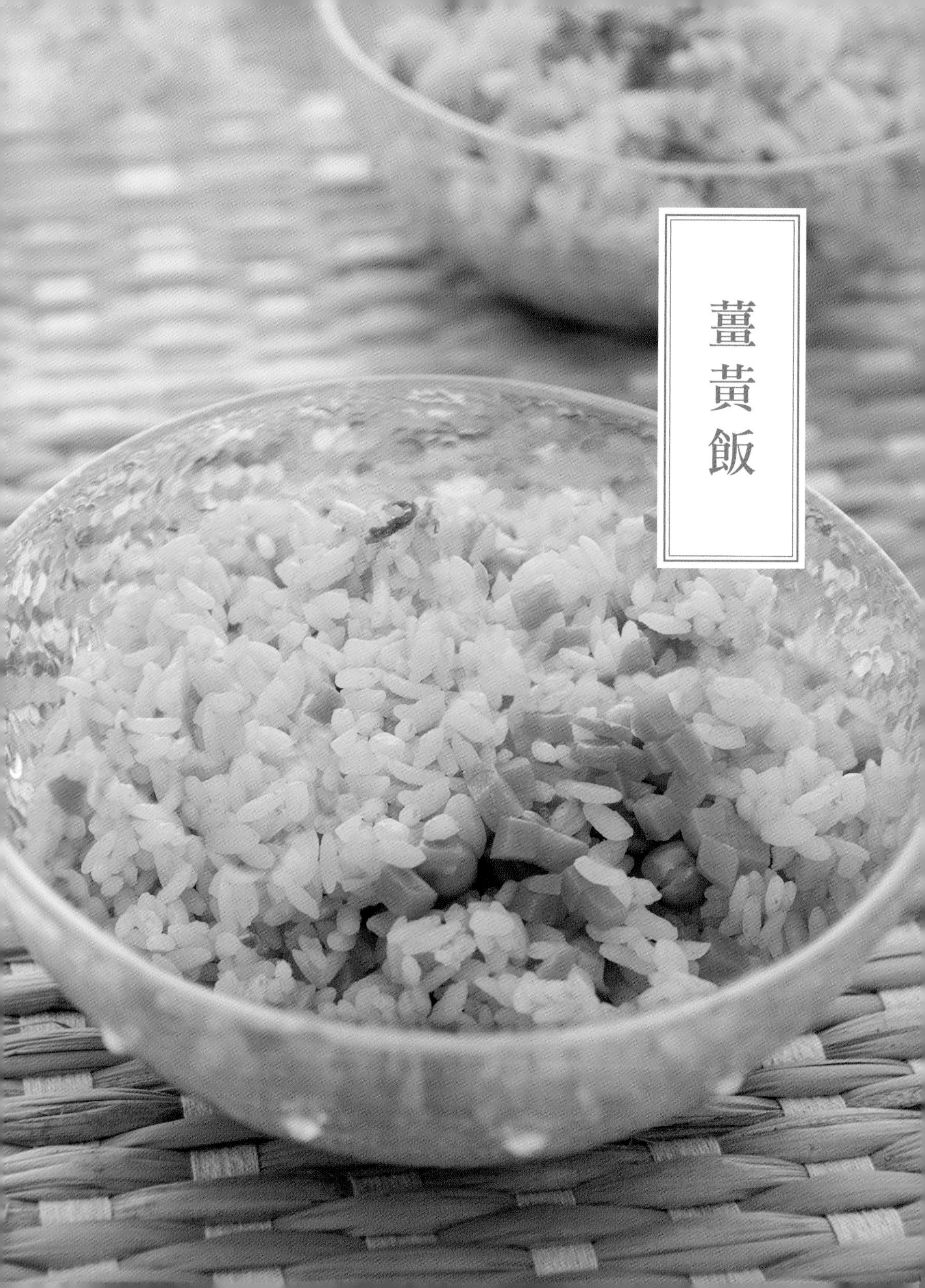

薑黃飯

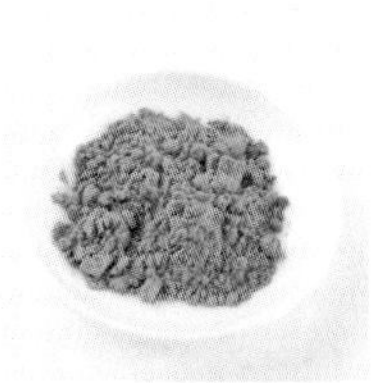

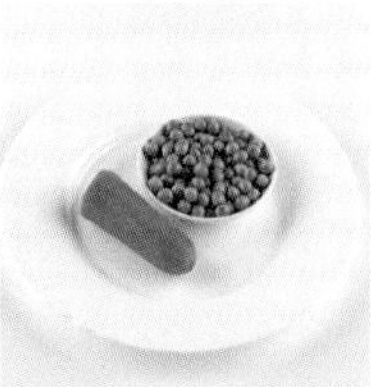

【材料】

薑黃粉一小碟

青豆一小碟

紅蘿蔔半根、白米一杯

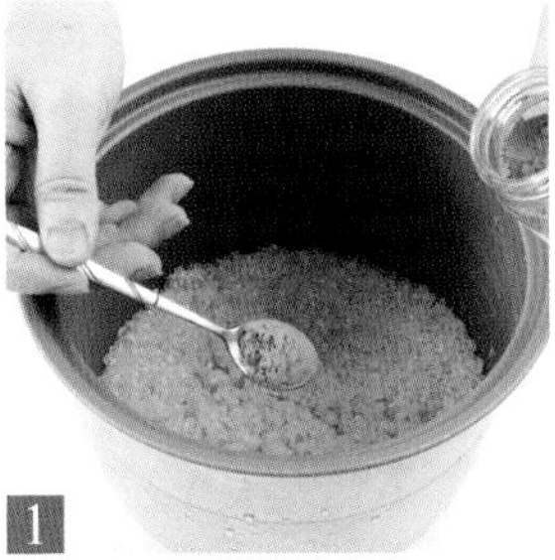

1

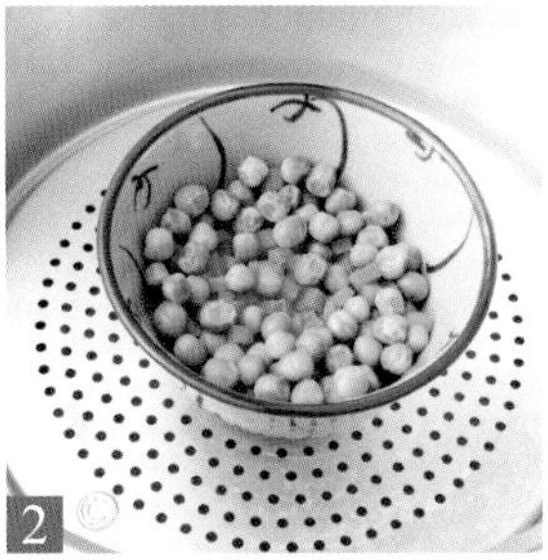

2

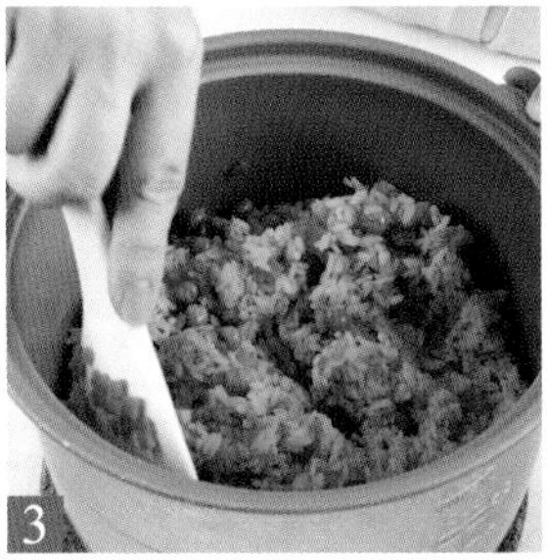

3

【做法】

1. 白米洗淨，加入一～二匙薑黃粉，可視加入後的米湯顏色來決定，需不需要多加一點。
2. 紅蘿蔔切丁與青豆先用電鍋蒸熟（外鍋加一杯水）。
3. 將蒸熟的蔬菜料，拌入薑黃飯中即可。

香菇芋頭肉絲飯

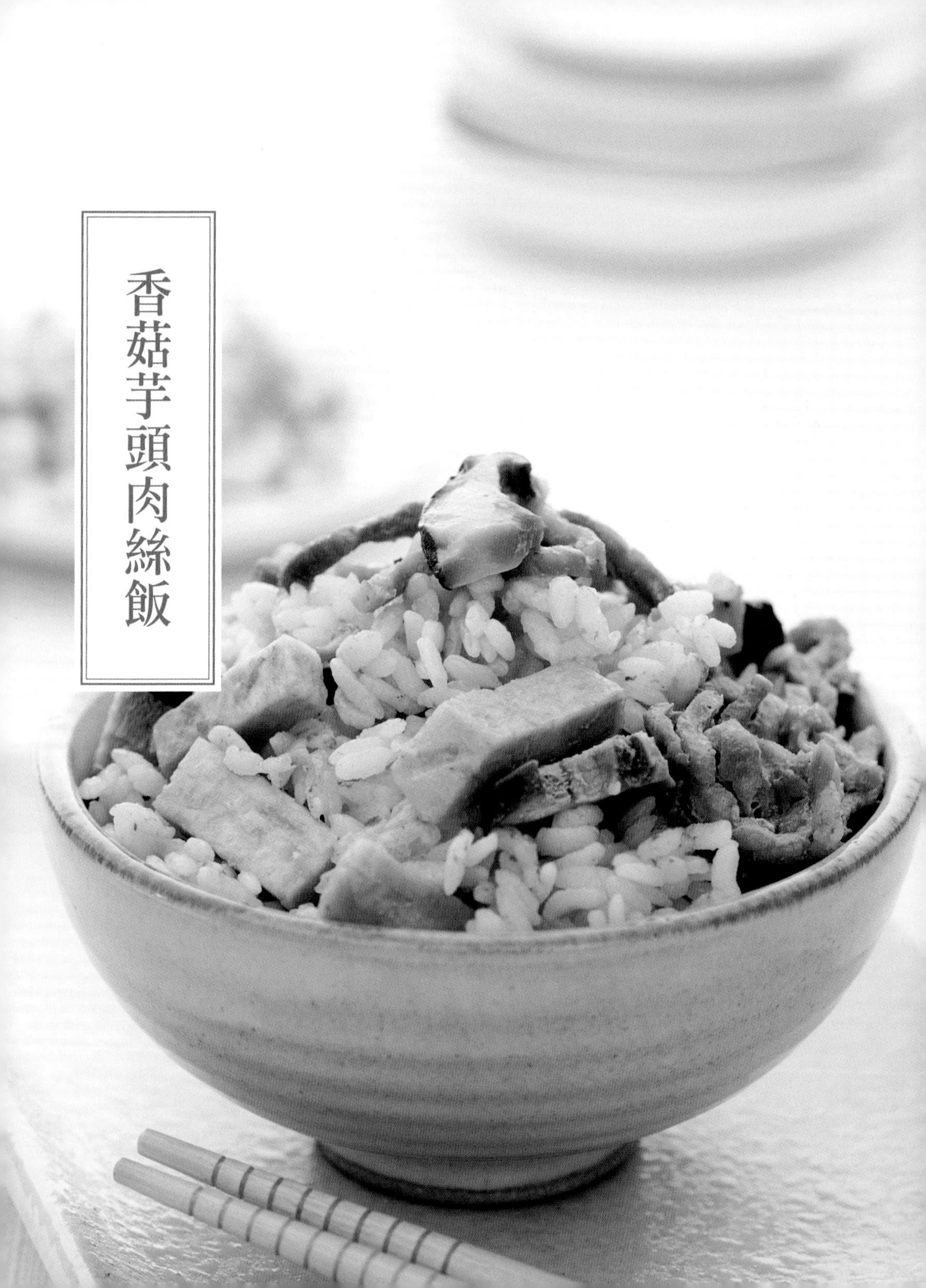

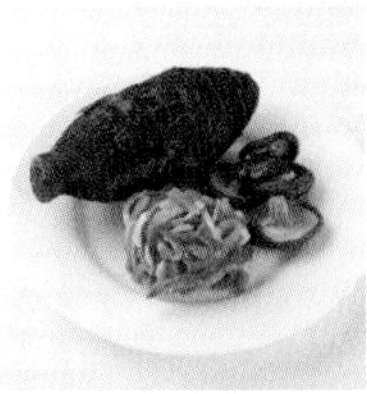

【材料】

乾香菇三朵

芋頭半顆

肉絲約一個拳頭大小或七十五克

白米一杯

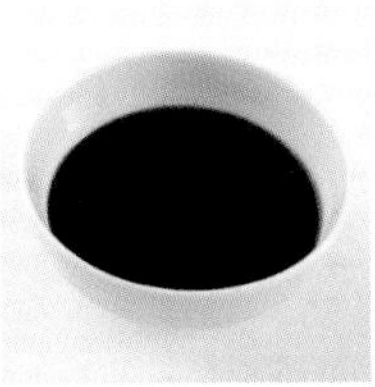

【調味料】

薑汁醬油

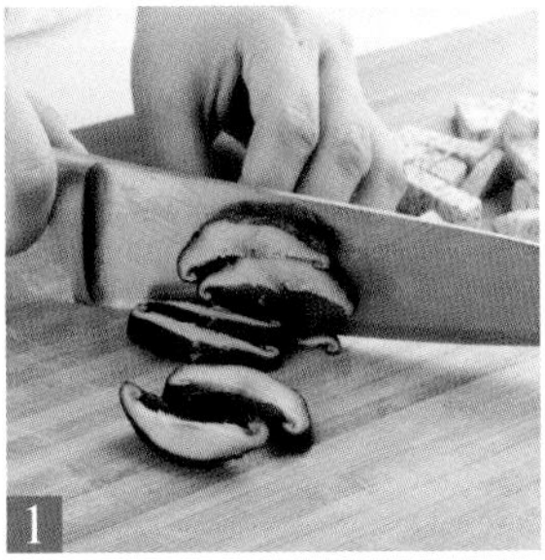

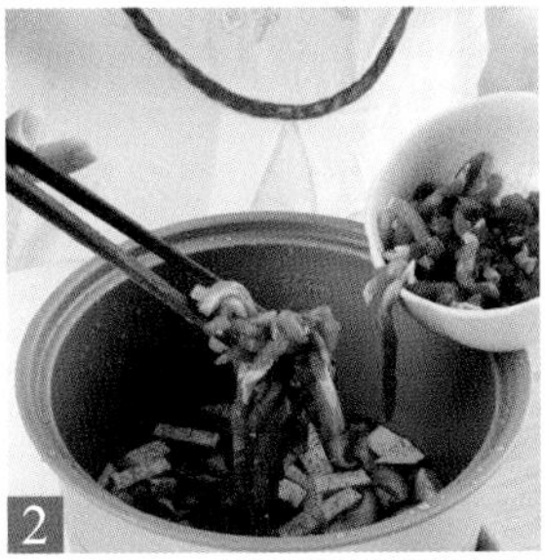

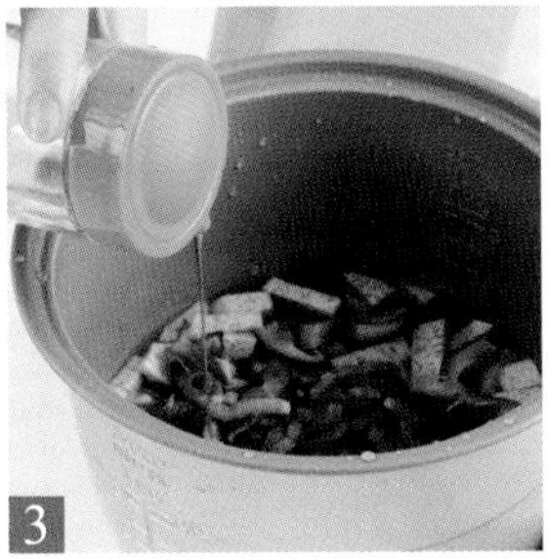

【做法】

1. 肉絲先用薑汁醬油醃十~十五分鐘，香菇泡發，切去蒂頭，香菇、芋頭切絲。

2. 鍋中放入一杯生米，洗淨後依序加入芋頭、香菇與肉絲，鍋內水加到刻度一的位置即可。

3. 煮好後，加點橄欖油，將飯拌一拌即可。

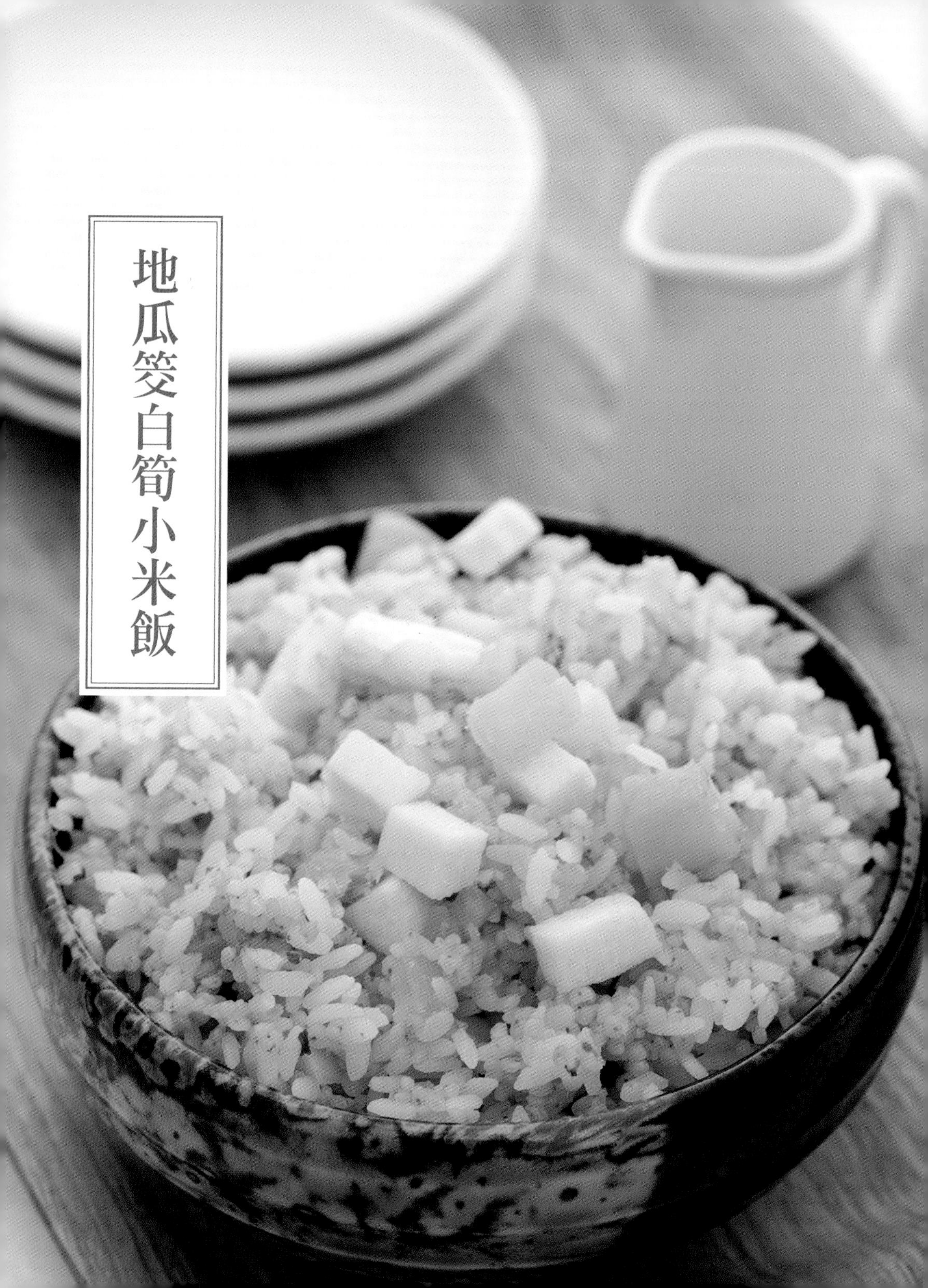

地瓜筊白筍小米飯

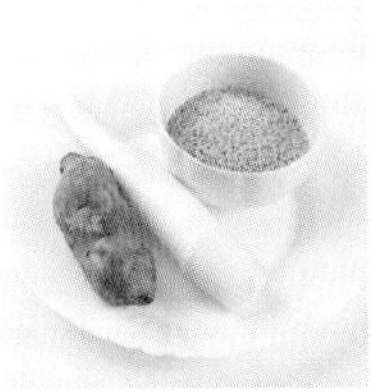

【材料】

地瓜一小條
筊白筍二支
小米一杯、白米一杯

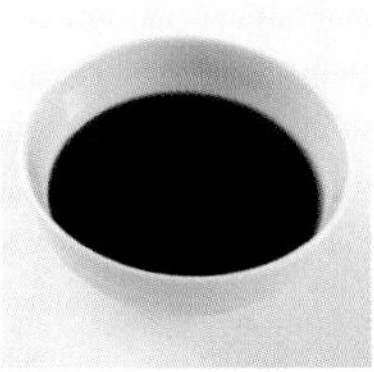

【調味料】

薑汁醬油

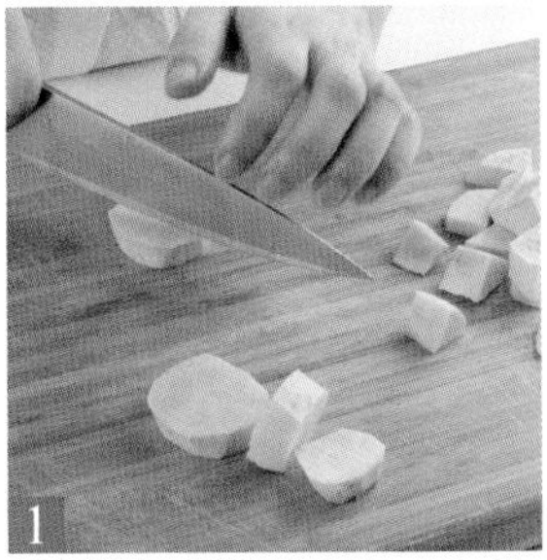

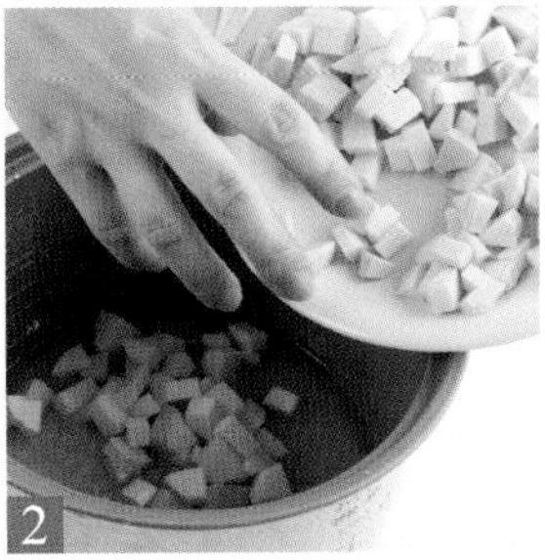

【做法】

1. 地瓜、筊白筍洗淨切小塊，小米洗淨，泡水二～四小時。
2. 鍋中放入一杯生米，洗淨後依序將小米、地瓜、筊白筍材料一起放入，鍋內水加到刻度二的位置，再放入電飯鍋中煮熟即可。

邱老師小提醒 有脹氣的人須將地瓜替換掉，若無皮膚過敏，可以南瓜取代。

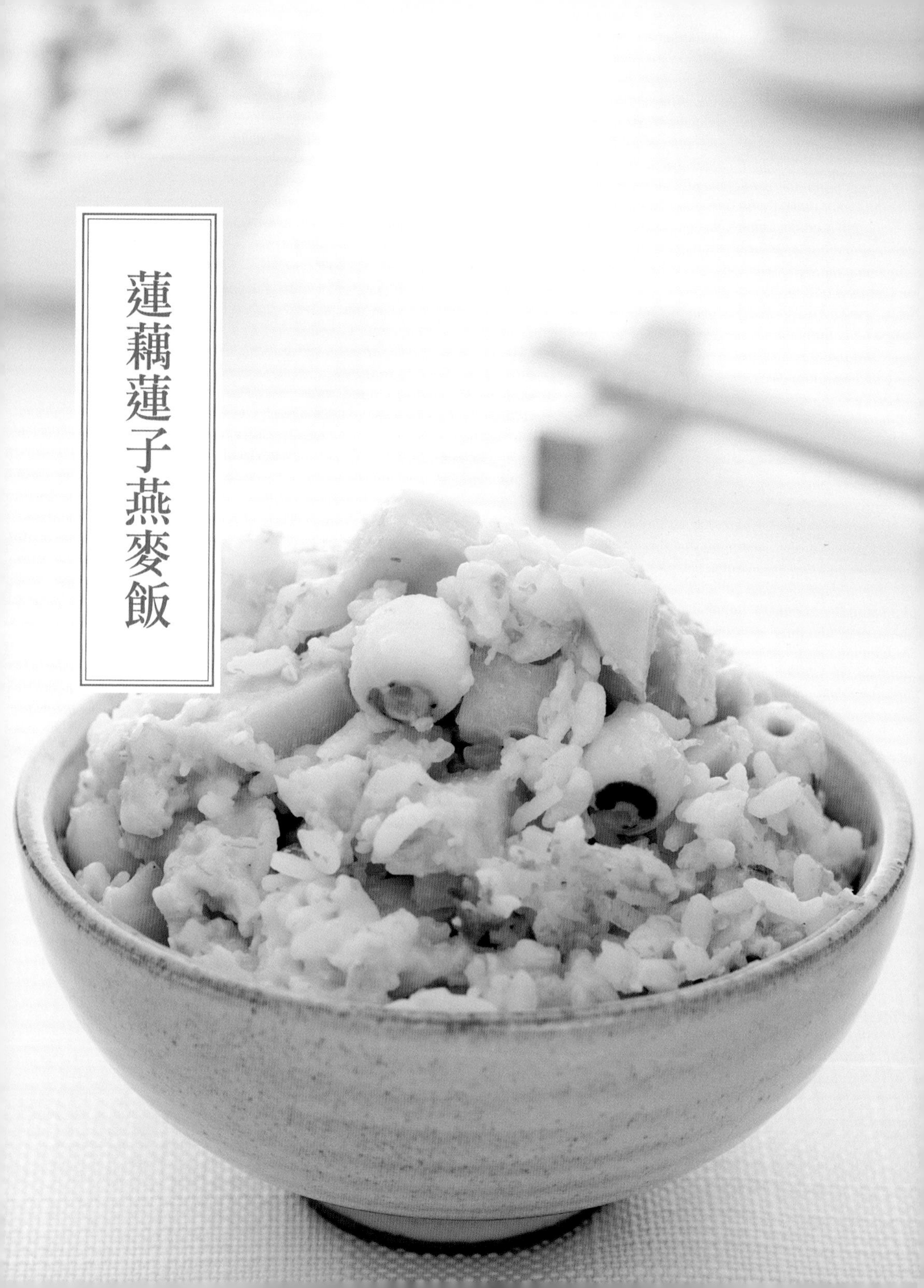

蓮藕蓮子燕麥飯

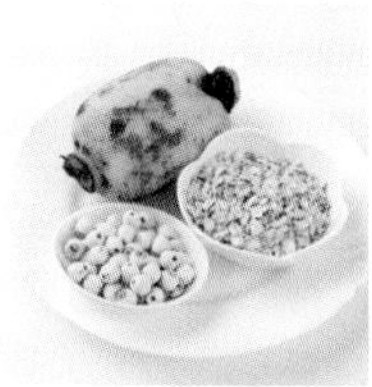

【材料】

蓮藕半截

蓮子約一杯半

大燕麥片約一杯、白米一杯

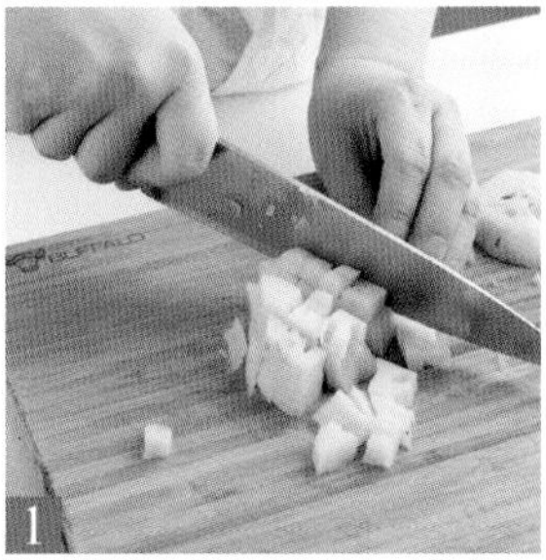

1

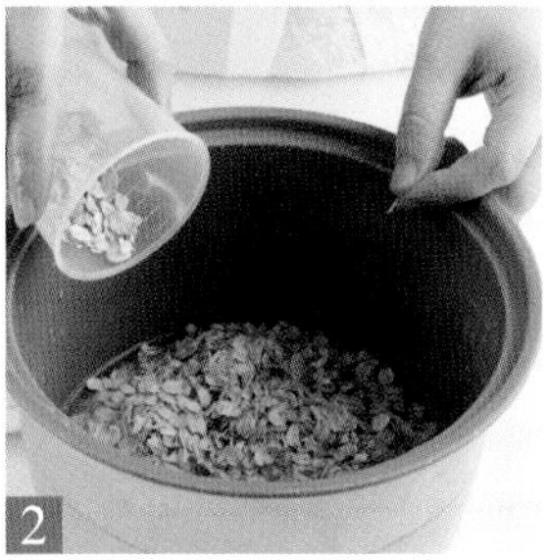

2

【做法】

1. 蓮藕洗淨去皮切小塊，蓮子洗淨，白米洗淨。

2. 依序加入大燕麥片、蓮子與蓮藕，鍋內水加到刻度二的位置，放入電飯鍋中煮熟，盛起前稍微攪拌均勻即可。

邱老師小提醒　有皮膚過敏或脹氣的人，不加燕麥。

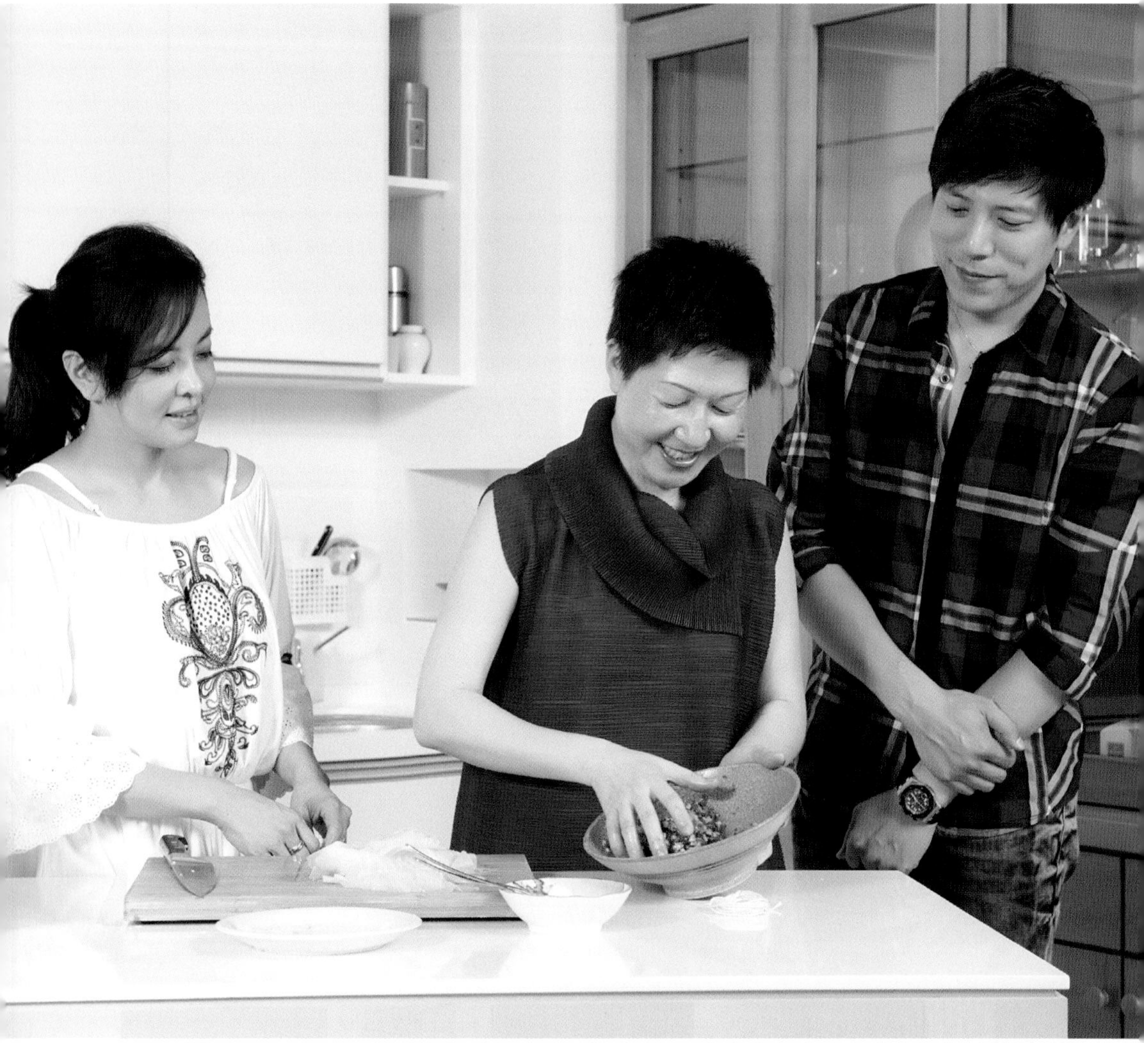

圖左為擇食實例李緻嫻小姐，請見P61；
圖右為擇食實例游士德先生，請見P88。

三大營養素齊聚

菜、肉、澱粉一次滿足

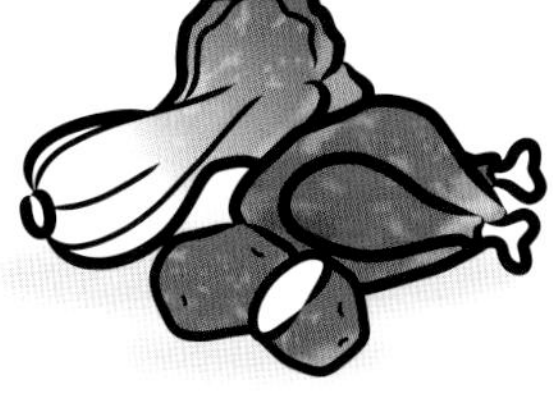

繽紛炒飯

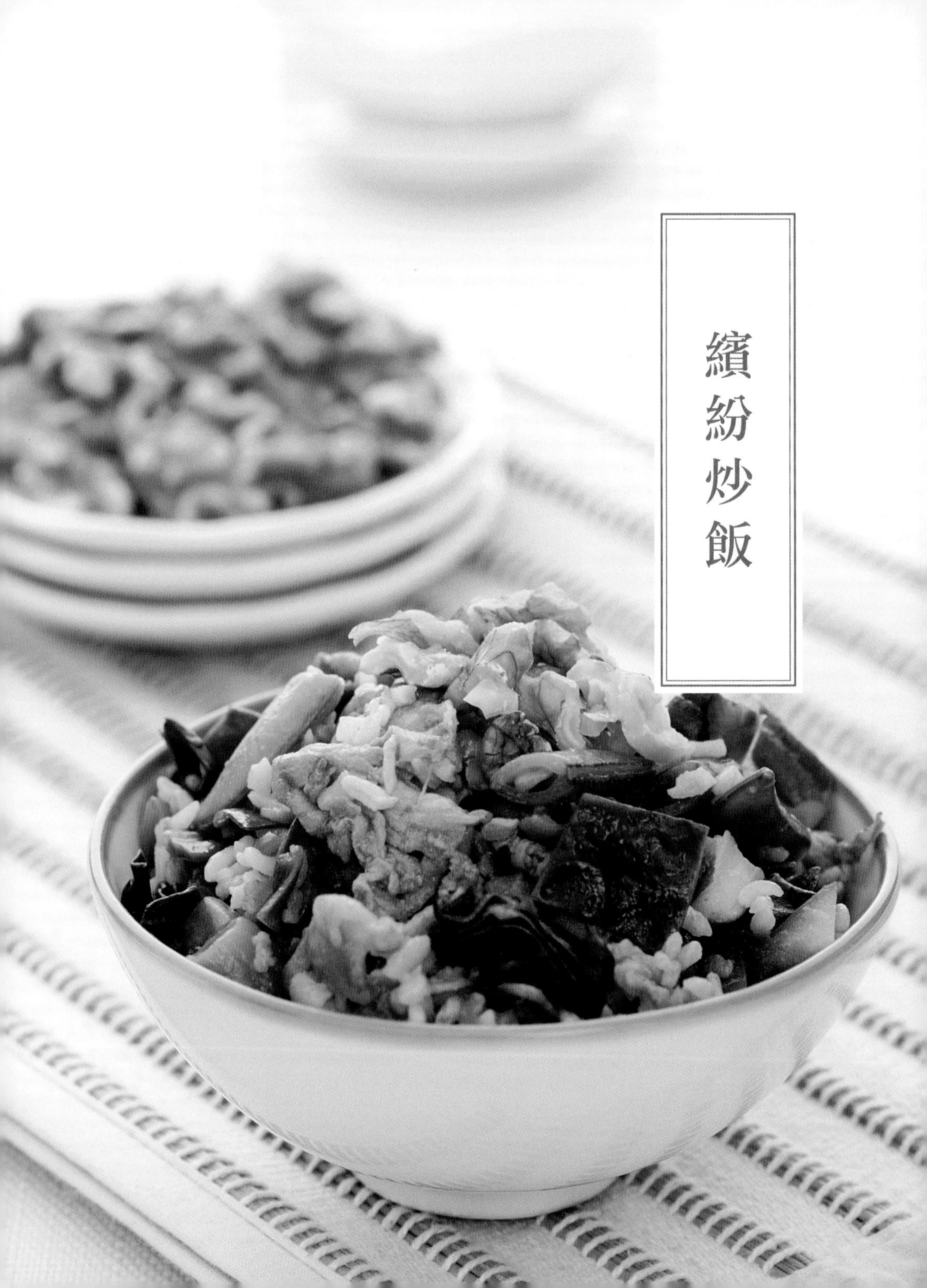

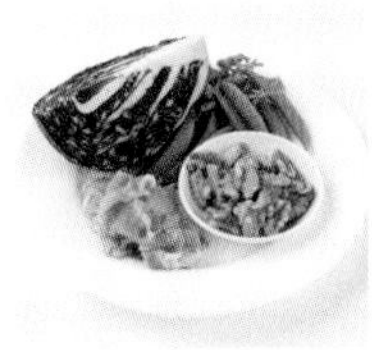

【材料】

甜豆筴半碗、白飯一碗
紫高麗菜（切小片）半碗
豬肉片四～六片、新鮮核桃

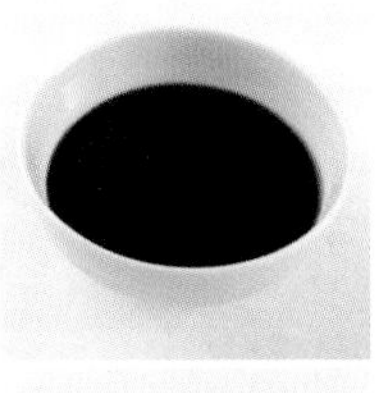

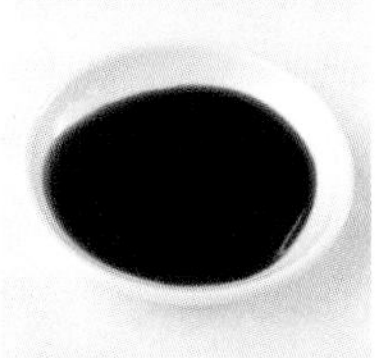

【調味料】

薑汁醬油
蠔油

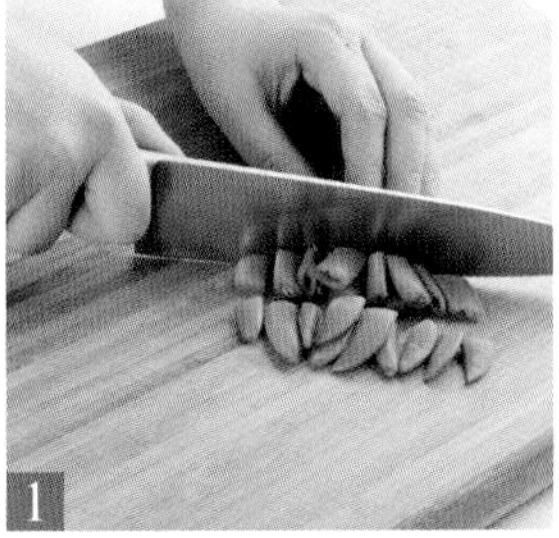

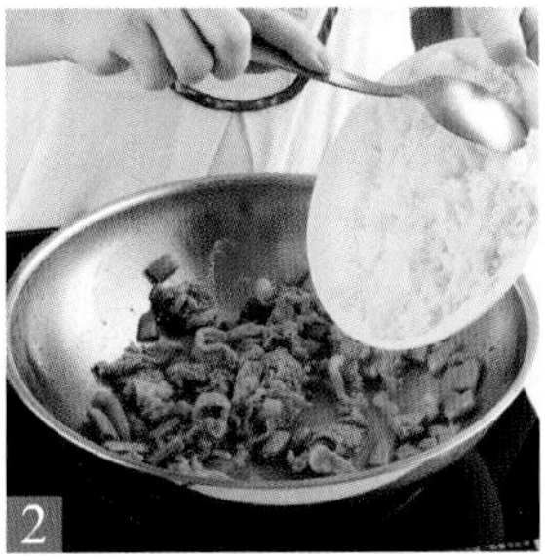

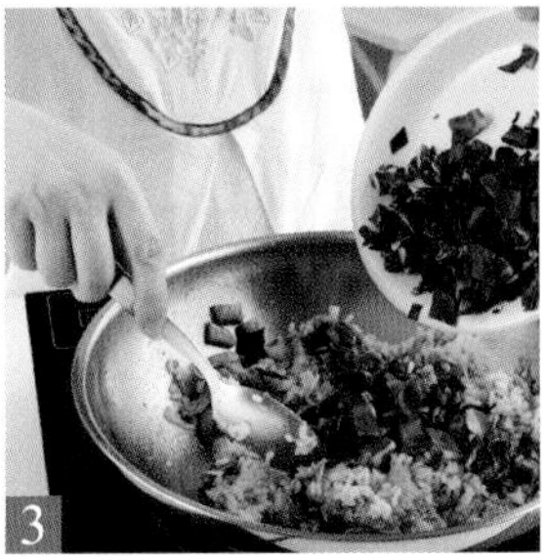

【做法】

1. 甜豆筴燙熟切小塊，紫高麗菜切小塊，肉片用薑汁醬油醃十～十五分鐘。
2. 燒熱平底鍋，倒入些許薑汁醬油，肉片炒熟後盛起備用。在鍋中加入甜豆筴料拌炒後，再將肉片與米飯加入鍋中。
3. 為了維持紫高麗菜的口感與風味，最後再加入拌炒一下，馬上關火。起鍋後可加點搗碎的核桃粒裝飾提味。

炒墨西哥餅

（擇食同學會 Lulu Ma 靈感提供）

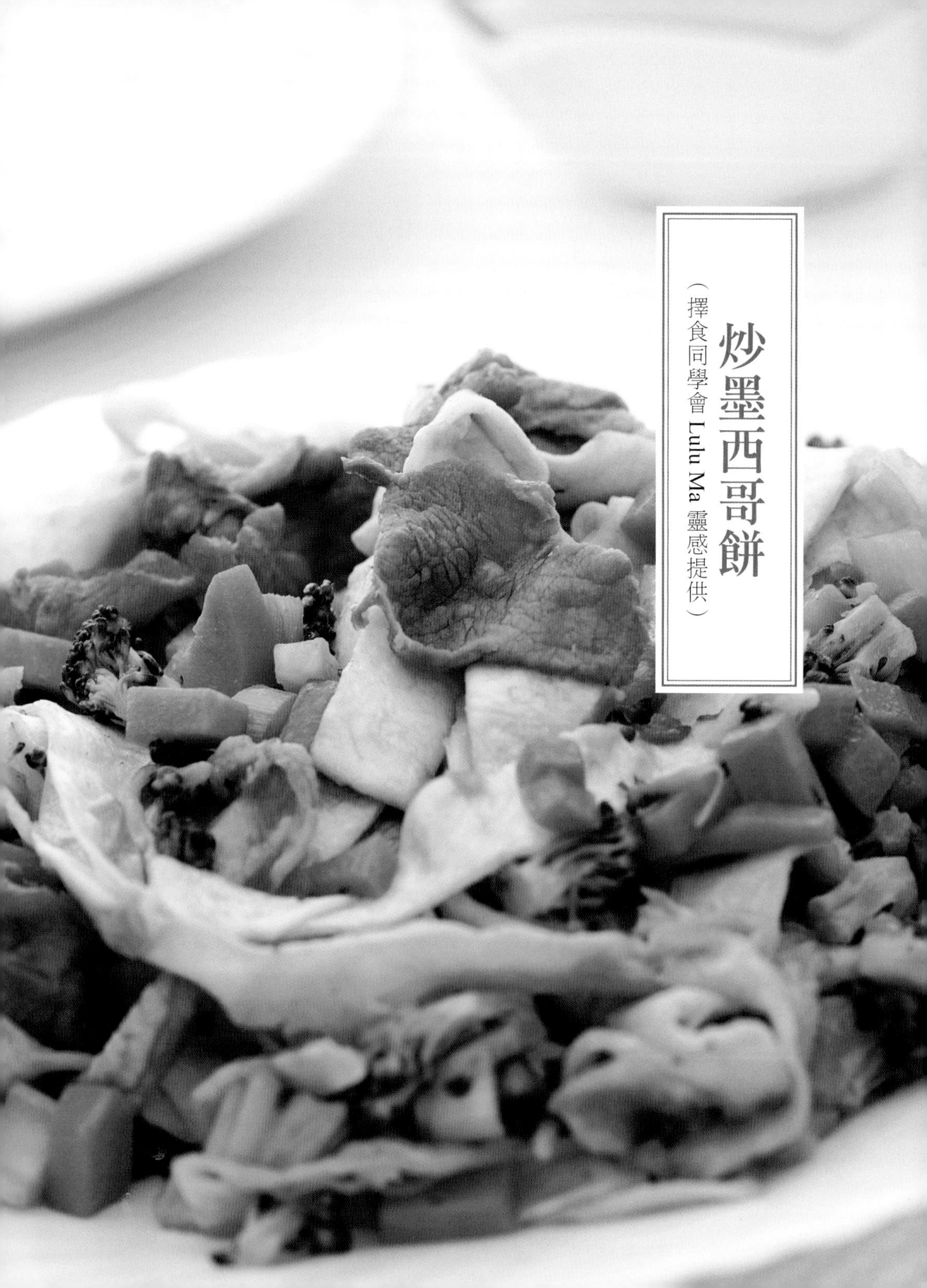

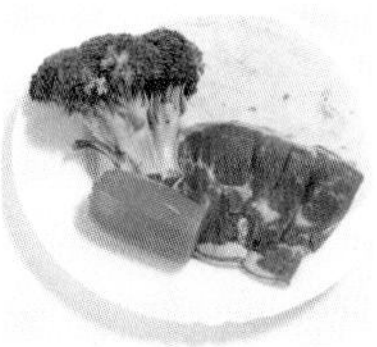

【材料】

青花菜四分之一朵　墨西哥餅皮一片

胡蘿蔔（切絲）半碗

羊（豬）肉片四～六片

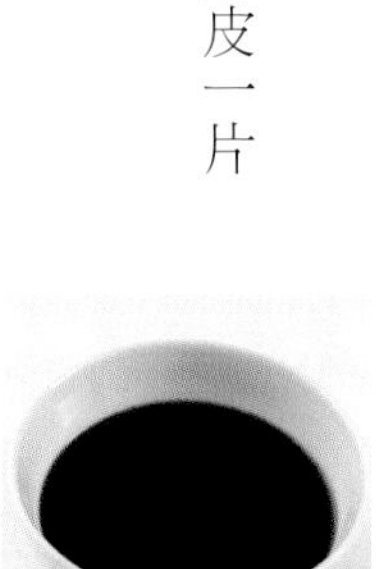

【調味料】

薑汁醬油

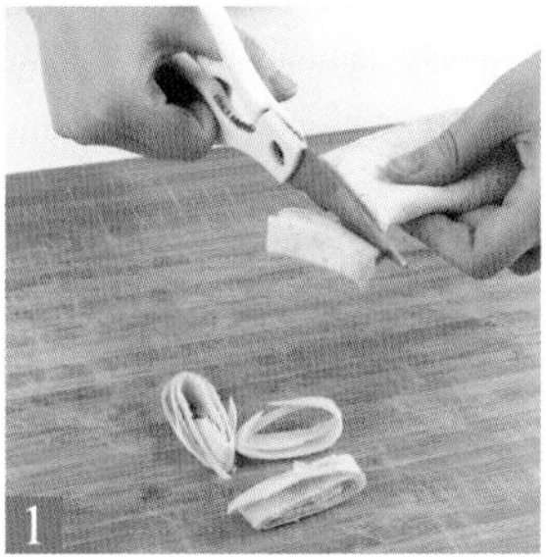

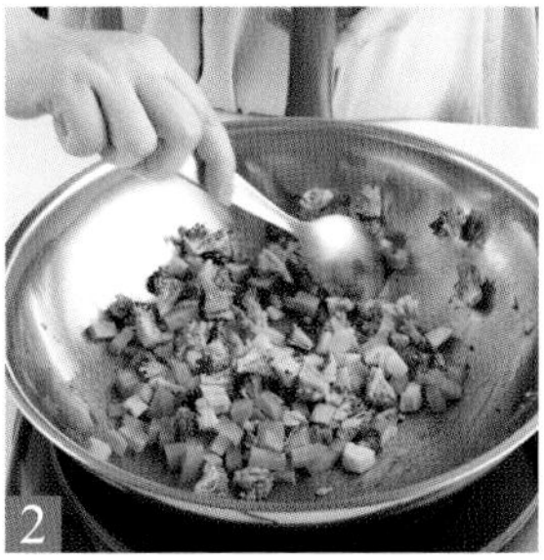

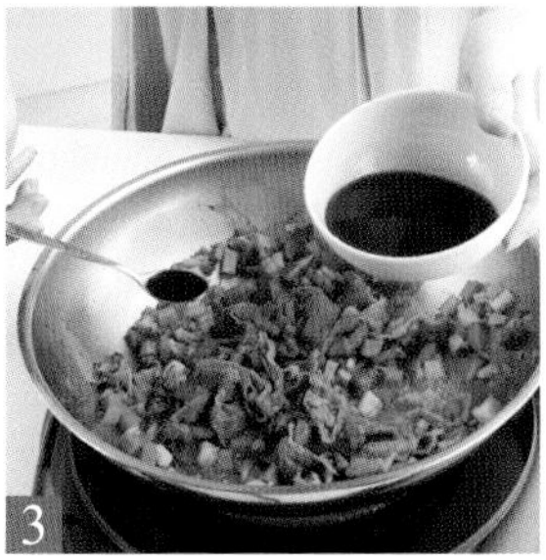

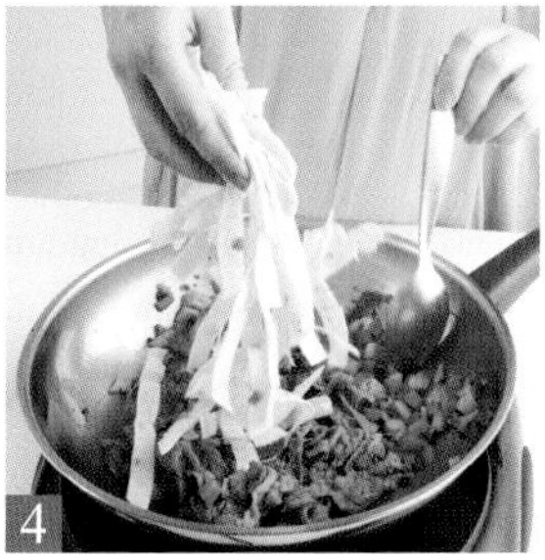

【做法】

1. 青花菜、胡蘿蔔清洗後去皮切小塊汆燙一下。將墨西哥餅皮剪成寬寬條。
2. 燒熱平底鍋，加入些許橄欖油，羊（豬）肉片炒熟後，盛起備用。再將青花菜、胡蘿蔔放入鍋中一起拌炒。
3. 蔬菜料將熟時，再將肉片加回鍋中，並以薑汁醬油調味。
4. 最後再加入剪開的墨西哥餅皮拌炒即可。

邱老師小提醒　蔬菜料可先燙過之後再下鍋炒，會比較快熟。

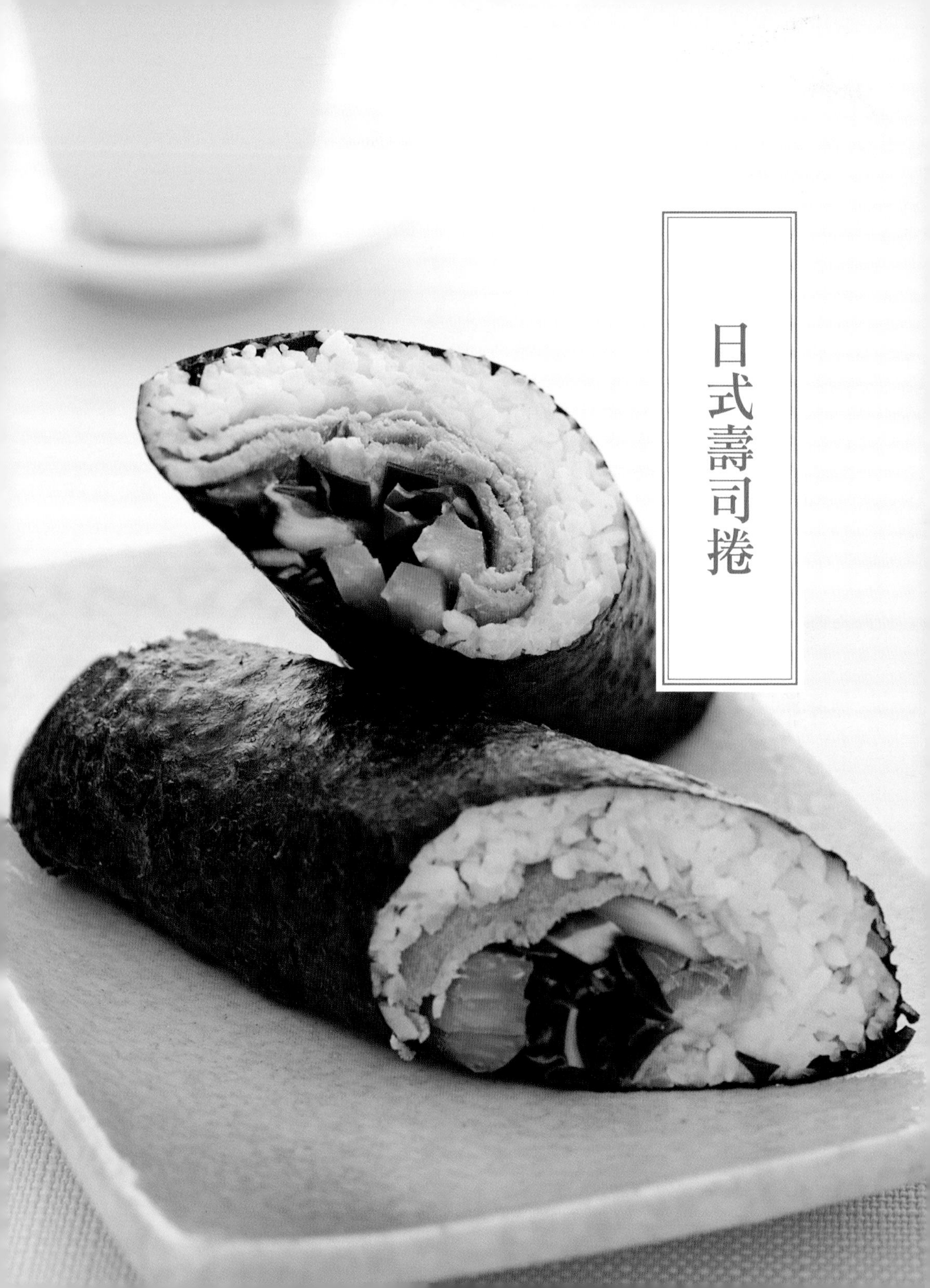

日式壽司捲

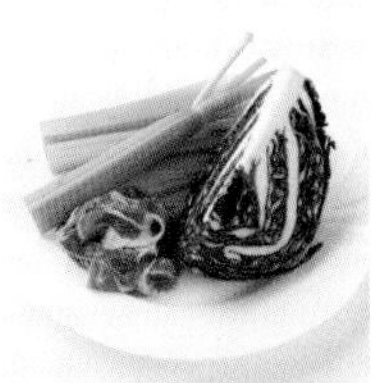

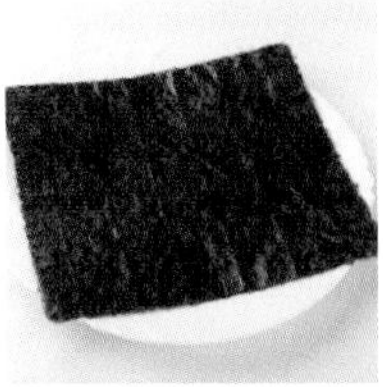

【材料】

西洋芹（切長條）半碗　海苔一片

紫高麗菜（切長條）半碗　白飯約半～一碗

羊肉片四～六片

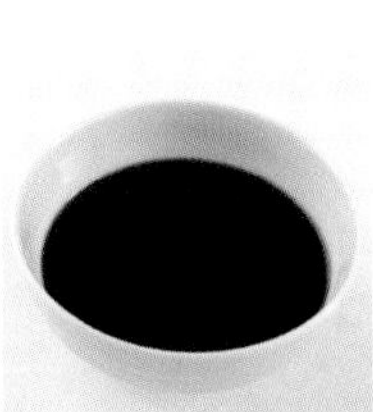

【調味料】

薑汁醬油

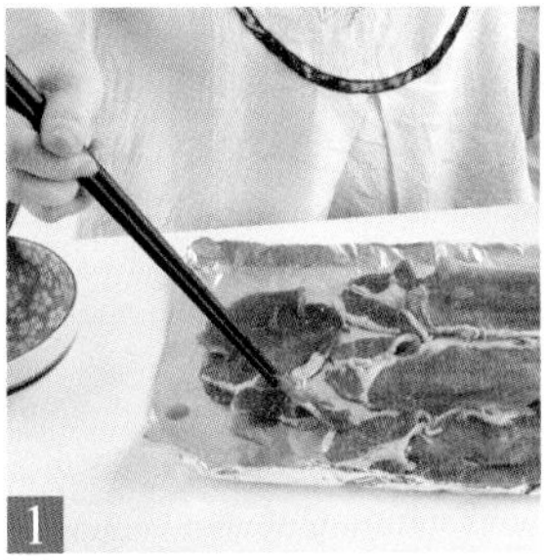

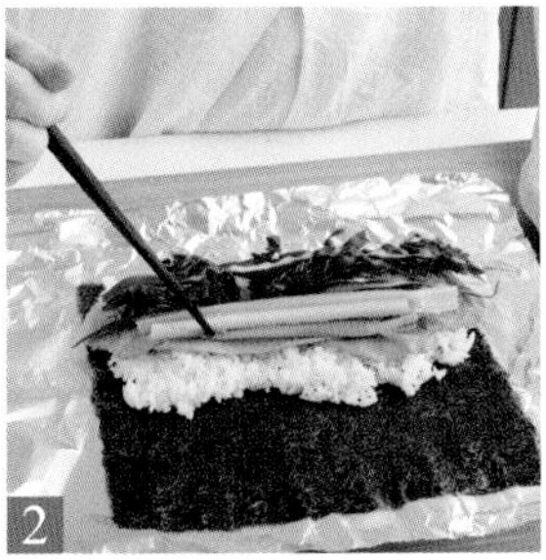

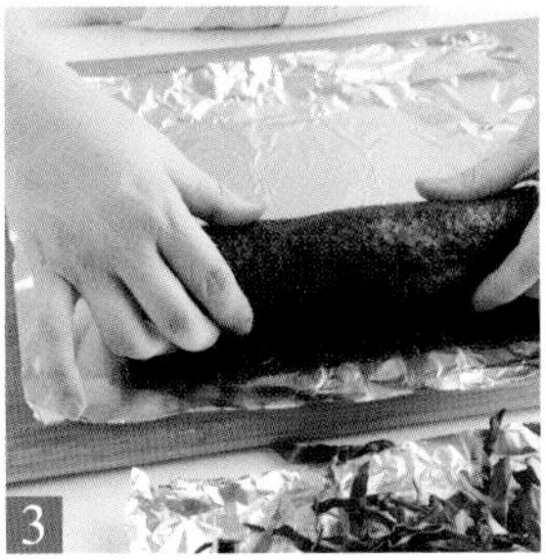

【做法】

1. 羊肉片先用薑汁醬油醃五分鐘，以錫箔紙盛裝，放到烤箱烤熟後取出，將切長條的西洋芹和紫高麗菜混合烤出的肉汁，烤一分鐘。
2. 取一張海苔，將白飯鋪上，把烤好的肉片平鋪在上面，再放上蔬菜料。
3. 將海苔捲起，手指頭沾點水，將開口黏起。捲好切成長段即可。

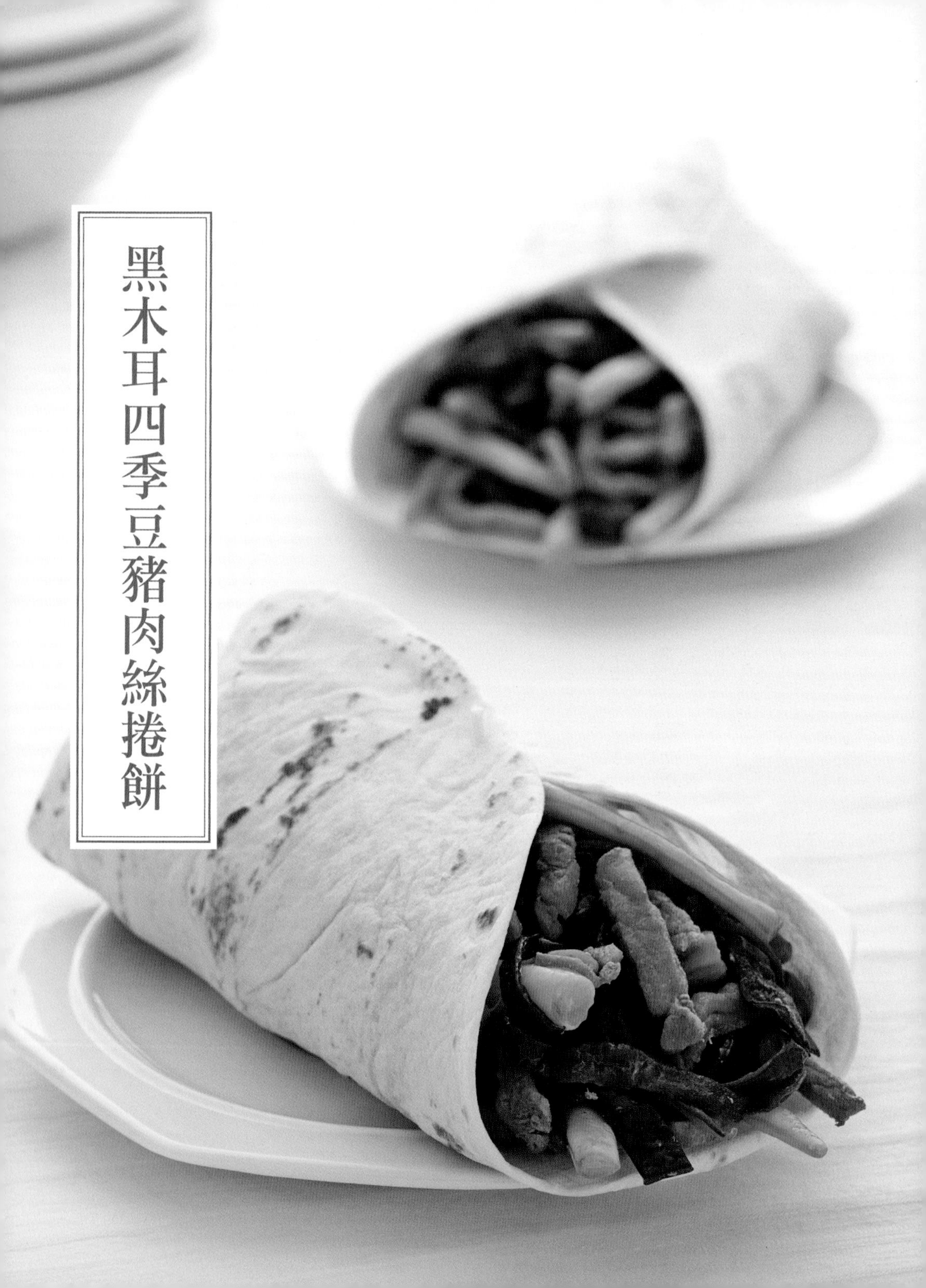

黑木耳四季豆豬肉絲捲餅

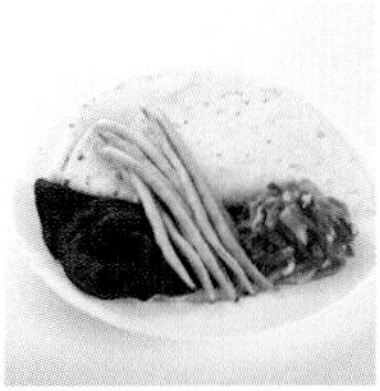

【材料】

黑木耳（切絲）半碗
四季豆（切段）半碗
豬肉絲一個拳頭大小或七十五克
墨西哥餅皮一片

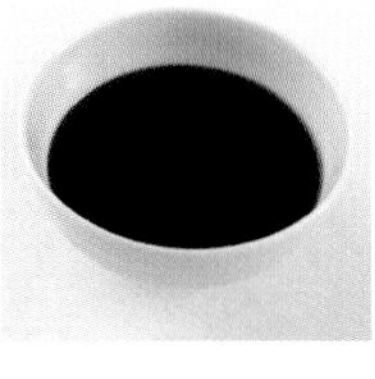

【調味料】

薑汁醬油

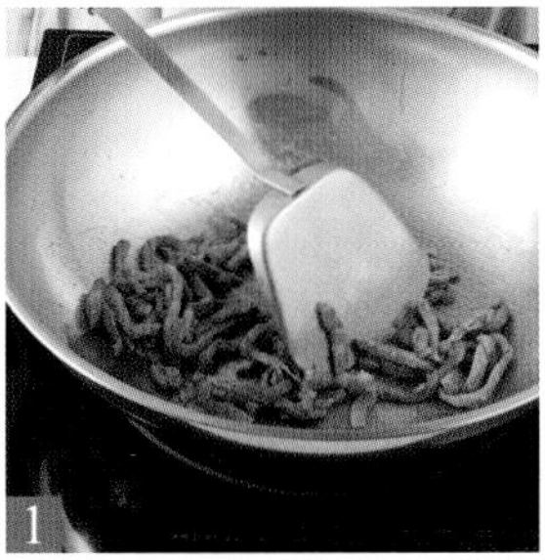

1

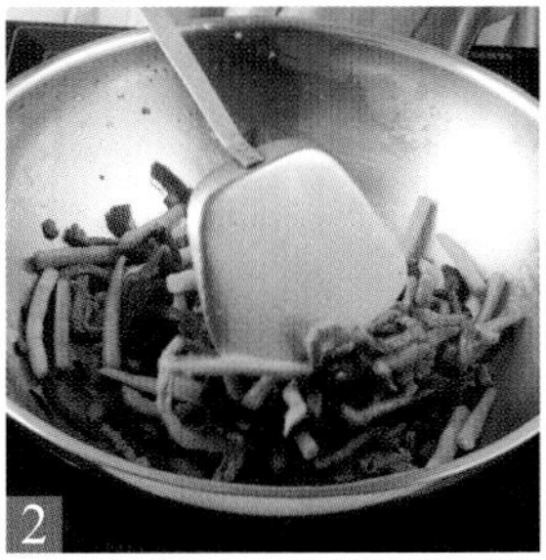

2

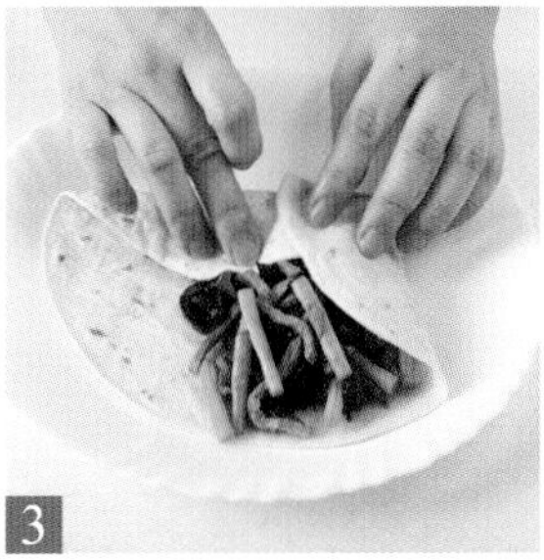

3

【做法】

1. 黑木耳切絲、四季豆切段。墨西哥餅皮先烤熱。先將肉絲炒開盛起備用。
2. 再將黑木耳與四季豆放入鍋中拌炒，加點水與鹽巴調味，再將肉絲加回鍋中一同拌炒。
3. 所有食材拌炒完成，放入墨西哥餅皮中，先將下方餅皮往上折，再將左右兩邊餅皮折起，用牙籤固定即可。

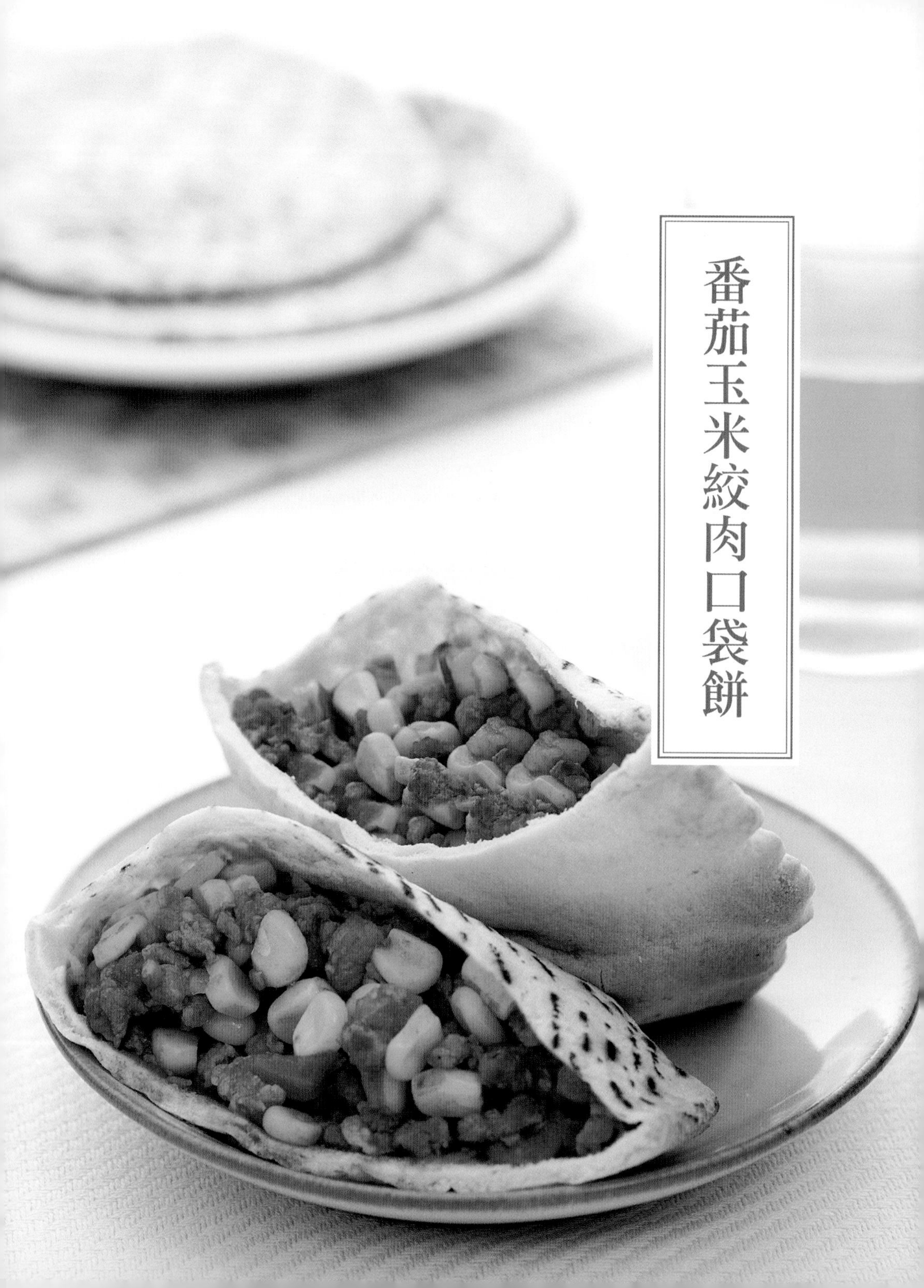
番茄玉米絞肉口袋餅

【材料】

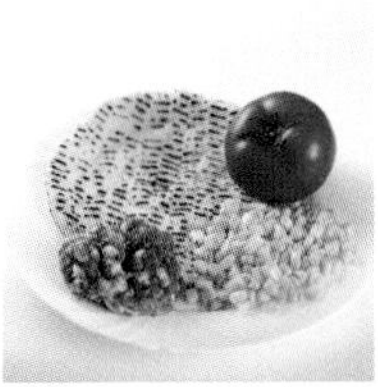

番茄（切塊）半碗

新鮮玉米粒半碗、Pita餅一片

絞肉約一個拳頭大小或七十五克

【調味料】

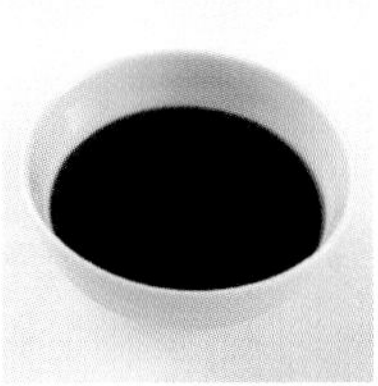

薑汁醬油

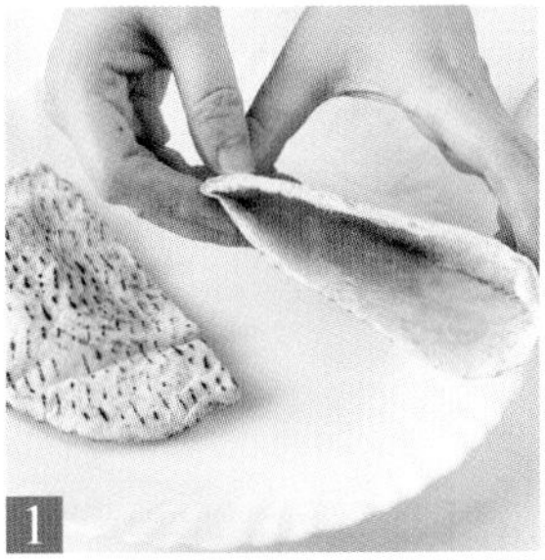

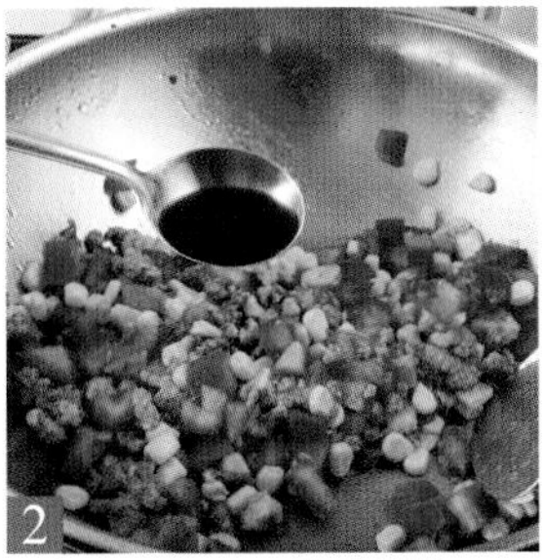

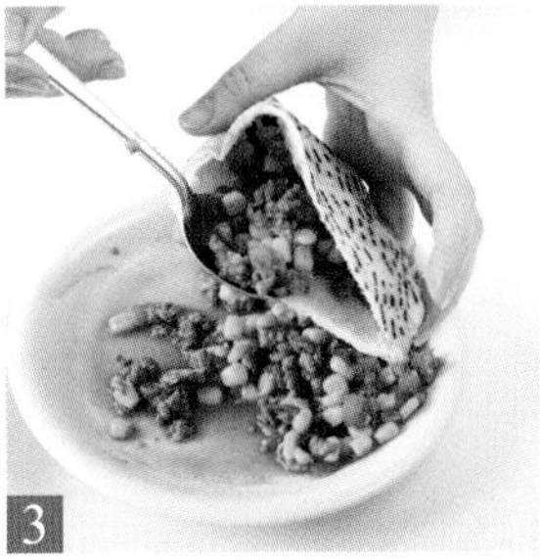

【做法】

1. 番茄切塊，切下玉米粒（也可用罐頭玉米粒替代）。將Pita餅烤熱對切，整理出可以盛裝食材的口袋。
2. 先燒熱平底鍋，將絞肉炒開，再放入蔬菜料一同拌炒，加點薑汁醬油調味。
3. 所有材料都炒熟後，即可裝入Pita餅中食用。

邱老師小提醒　肝臟功能不佳，以及皮膚過敏的人，請將玉米替換掉。

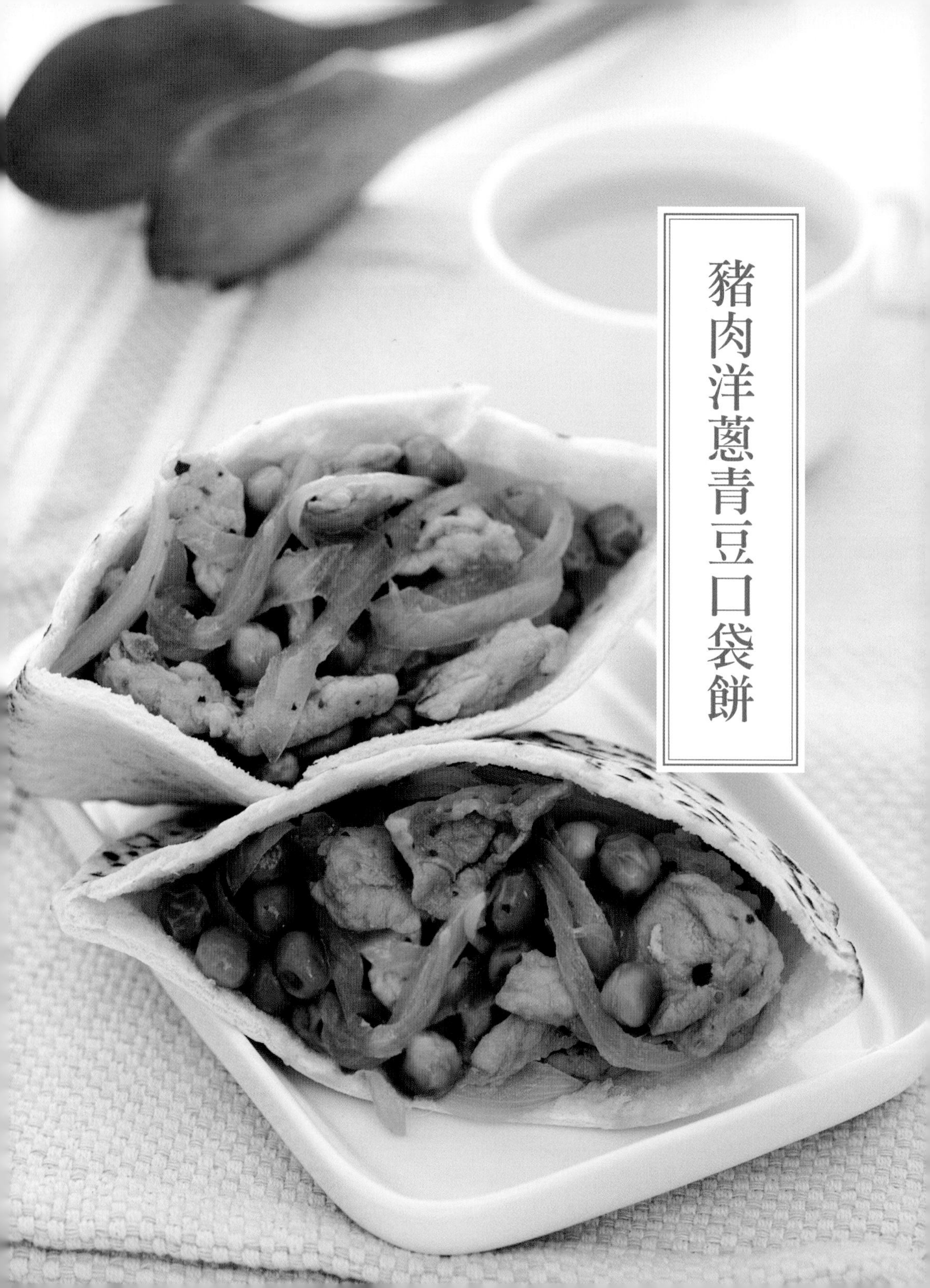

豬肉洋蔥青豆口袋餅

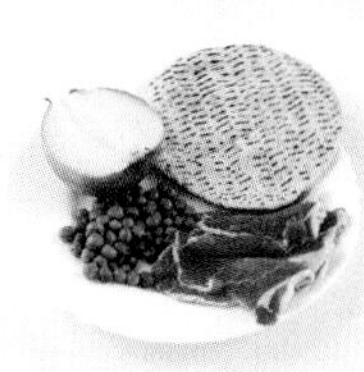

【材料】

洋蔥四分之一顆、青豆半碗

豬肉片四~六片

Pita餅一片

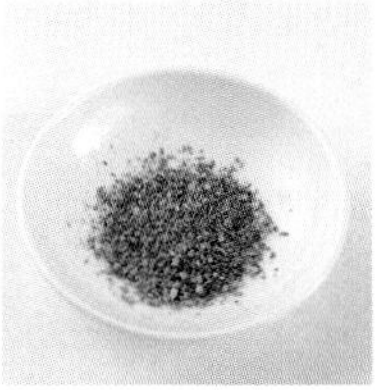

【調味料】

西式香料

鹽巴、白酒

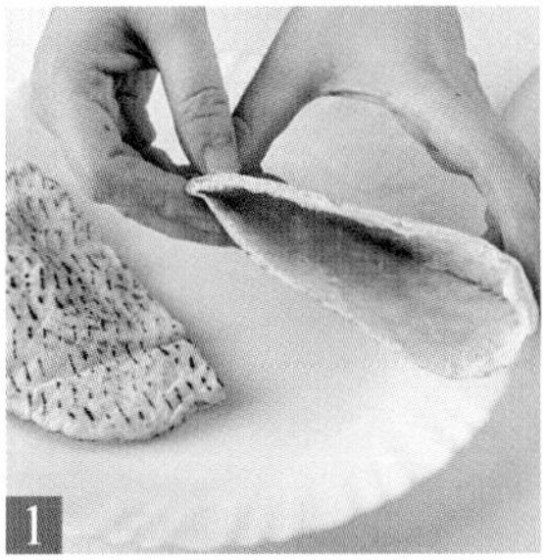

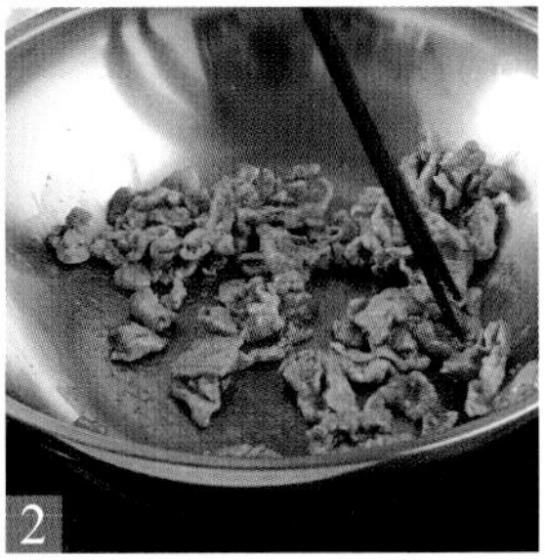

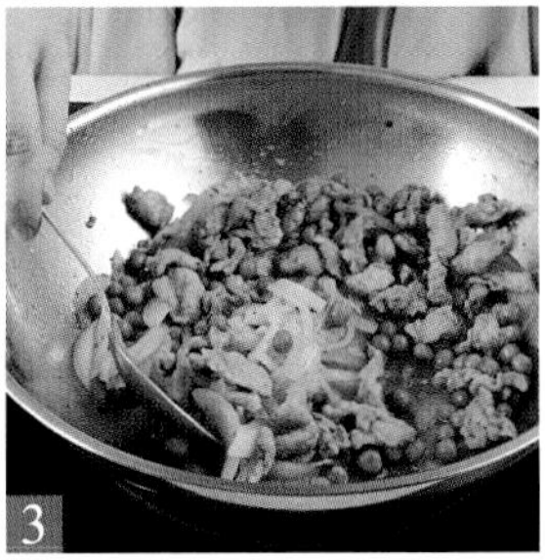

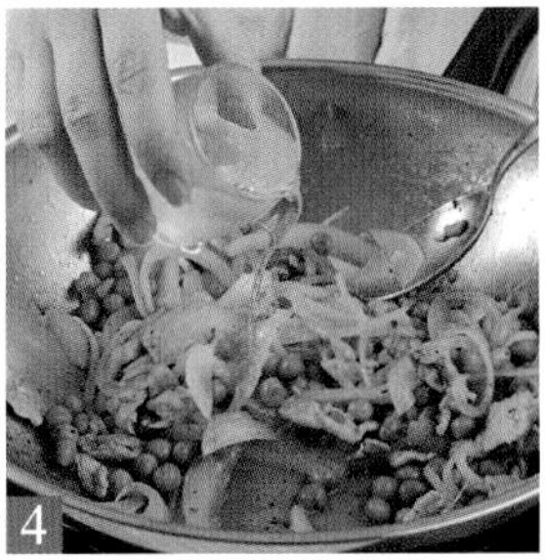

【做法】

1. 洋蔥切丁或切絲，將Pita餅烤熱對切，整理出可以盛裝食材的口袋。
2. 平底鍋燒熱，加入些許橄欖油，先炒熟豬肉片，盛起備用。
3. 爆香洋蔥，洋蔥炒軟後，再加入青豆與豬肉片拌炒。
4. 加入西式香料、鹽巴調味，起鍋前再加入一點點白酒提味。將炒好的菜肉料，裝進Pita餅內即可。

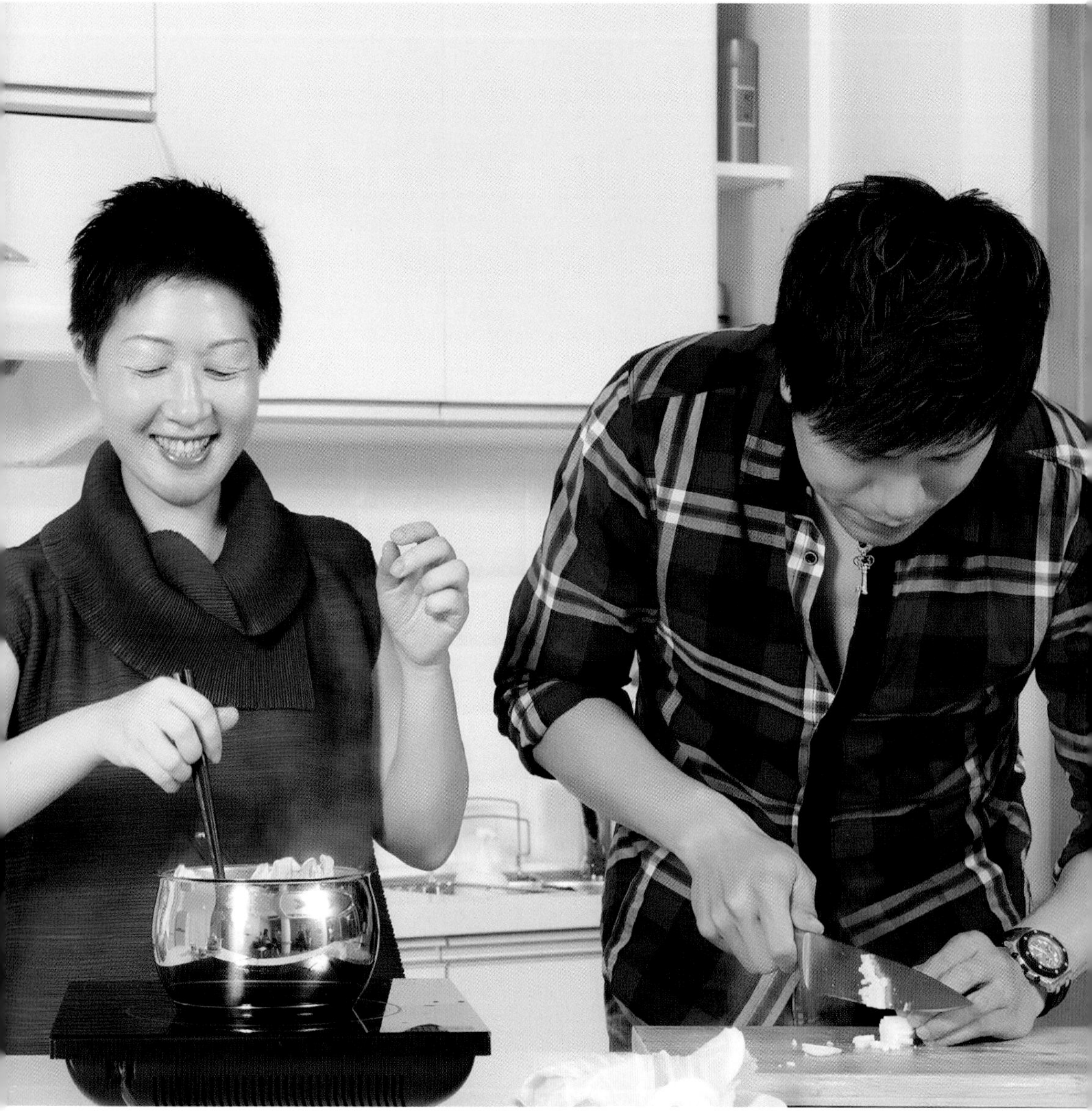

經典菜式擇食版本

好吃又健康的私房料理

西洋蔘醉雞捲

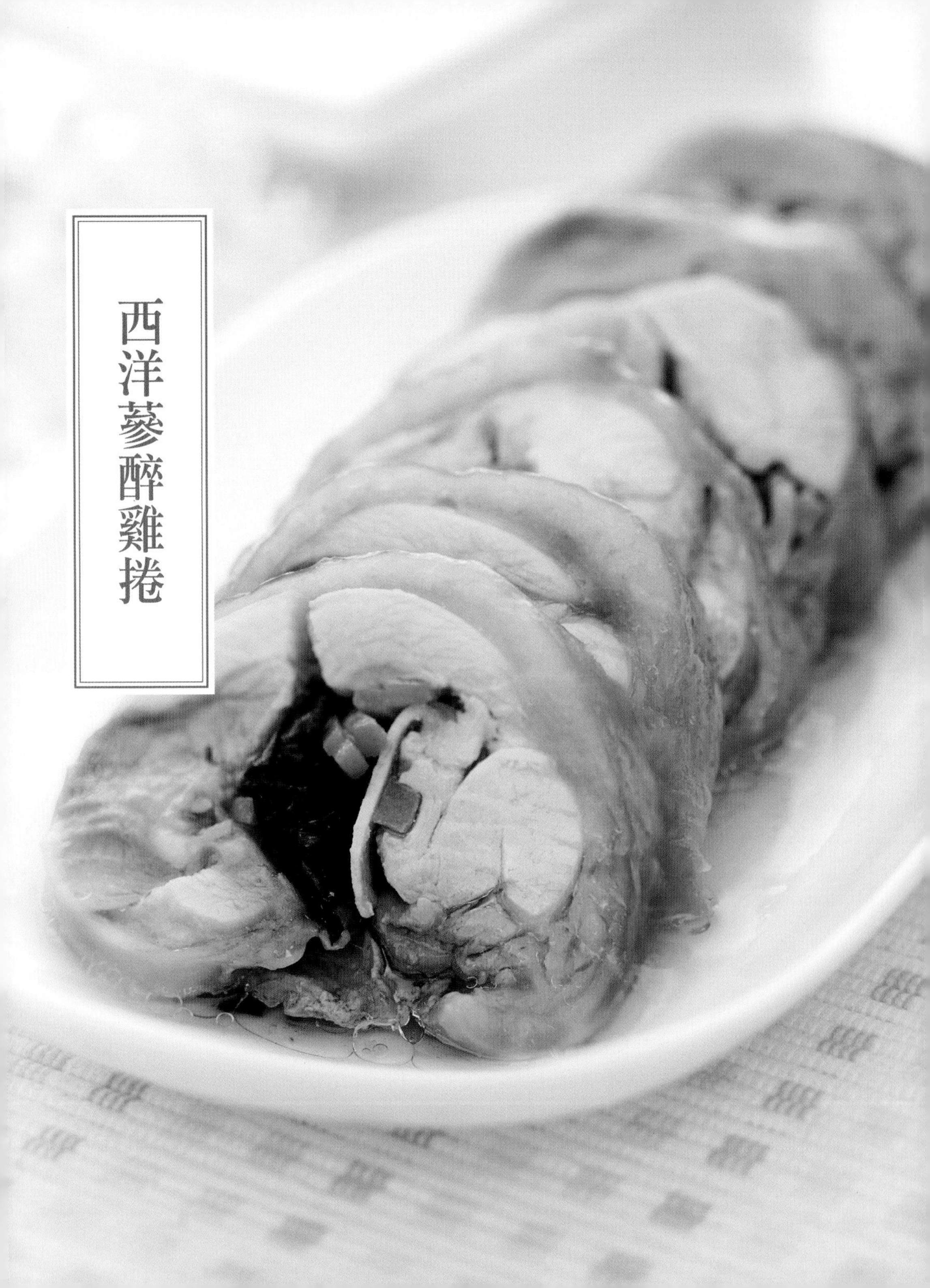

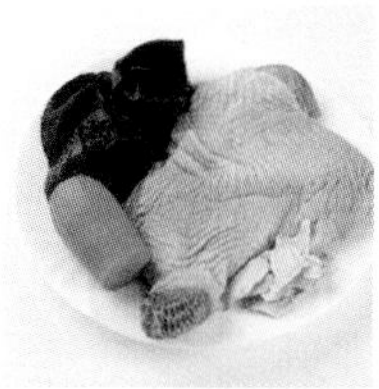

【材料】

去骨雞腿一支　胡蘿蔔（切絲）三分之一碗

西洋蔘約七～十片　黑木耳（切絲）三分之一碗

枸杞適量

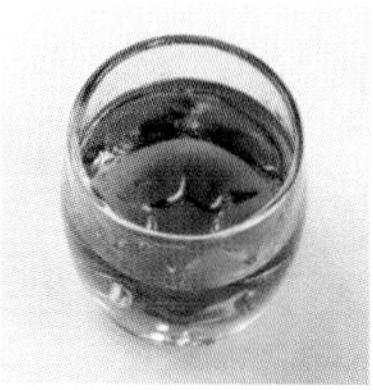

【調味料】

黃酒

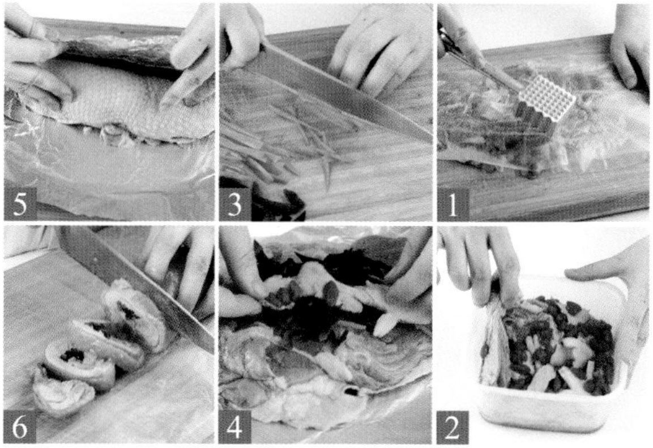

【做法】

1. 去骨雞腿肉先用肉搥敲扁敲平至原本的一倍大。
2. 找一個容器，將雞腿與洗淨的西洋蔘與枸杞放入，倒入黃酒，淹過所有材料，放入冰箱醃泡一天一夜。
3. 胡蘿蔔、黑木耳洗淨後皆切絲。
4. 取一張錫箔紙攤開，取出浸泡過的雞腿肉，放入所有的蔬菜料，再將西洋蔘和枸杞一起撈起放在雞腿上。
5. 將雞腿肉捲起後，再用錫箔紙包捲起來，成糖果狀，放進電鍋蒸十～十五分鐘。
6. 蒸好後再燜個十五分鐘後取出，放在室溫冷卻後，即可切片盛盤。

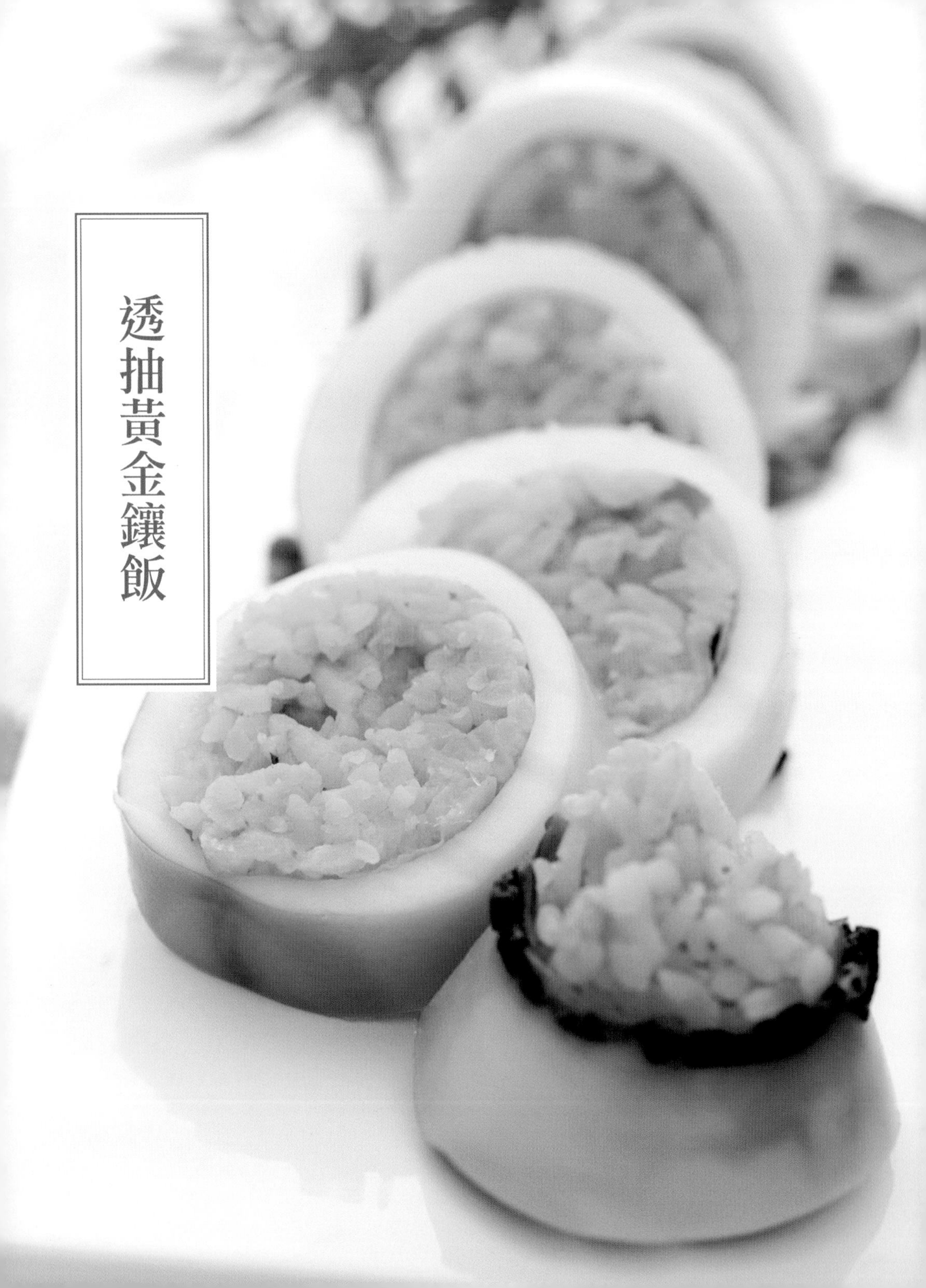

透抽黃金鑲飯

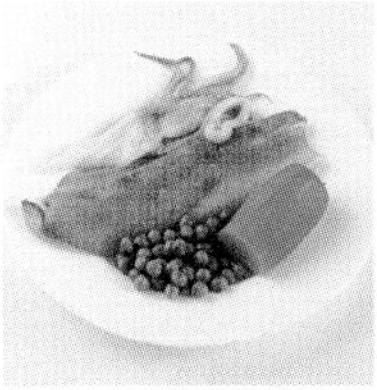

【材料】

透抽或烏賊一尾
青豆三分之一碗
胡蘿蔔（切小塊）三分之一碗

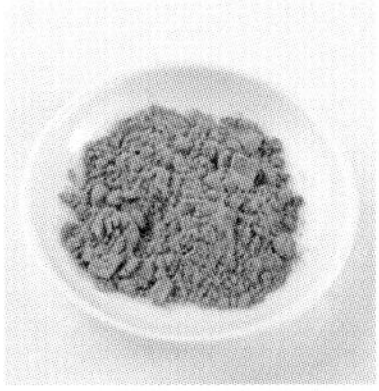

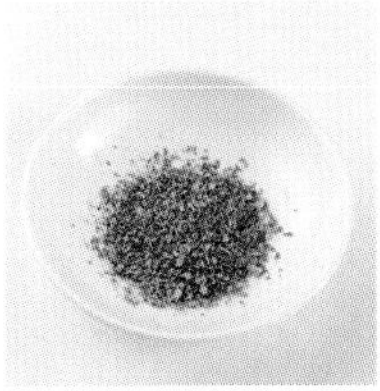

【調味料】

薑黃粉
西式香料
鹽巴、白酒

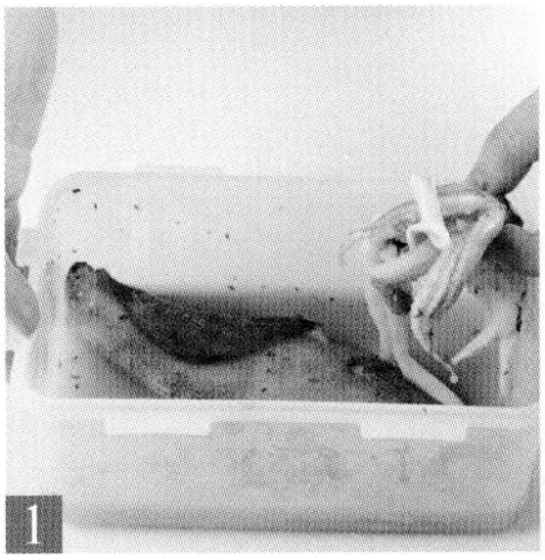

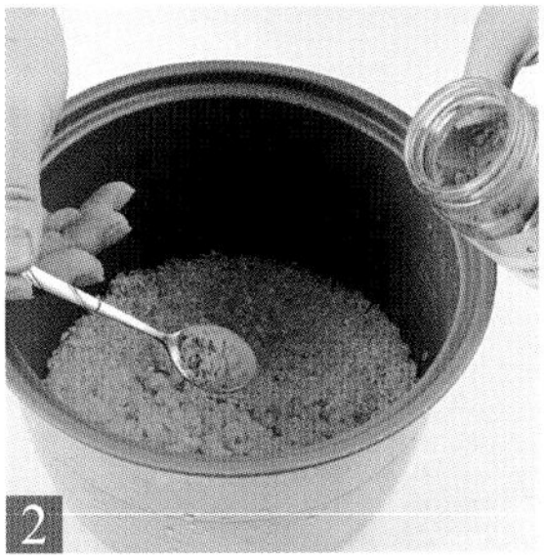

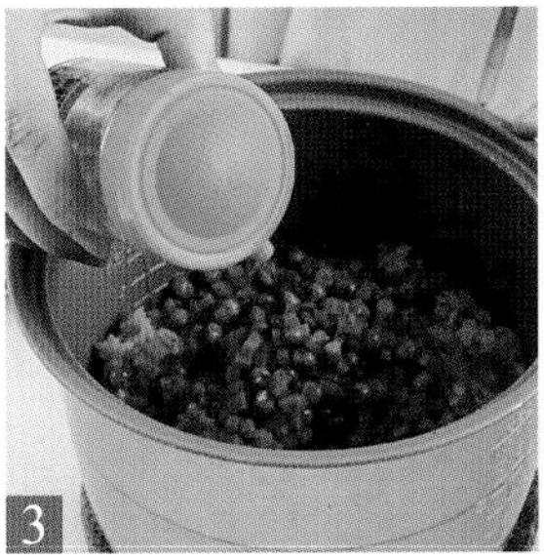

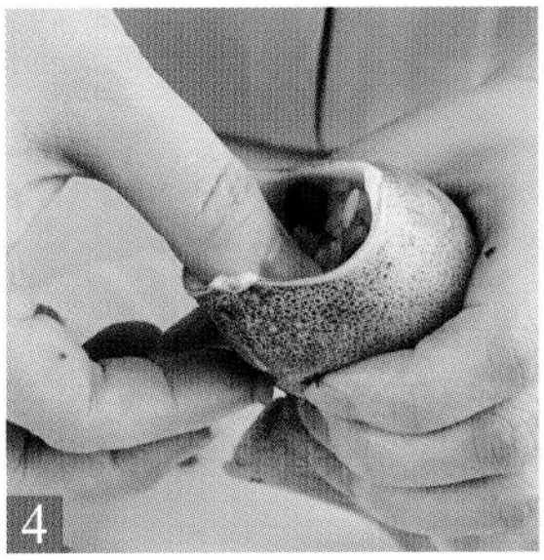

【做法】

1. 透抽清洗後，先用叉子戳洞，用一點薑汁、鹽巴、白酒和西式香料醃一個晚上。
2. 將薑黃粉加入洗好的米中，放入電鍋蒸。
3. 青豆和胡蘿蔔洗淨後切丁，先用滾水燙熟或用電鍋蒸熟，加入煮好的薑黃飯中，再加入橄欖油拌一拌。
4. 拌勻後塞入透抽或烏賊內，塞滿後再放入電鍋，外鍋放一杯水蒸熟即可。

桂花醬燒雞腿肉

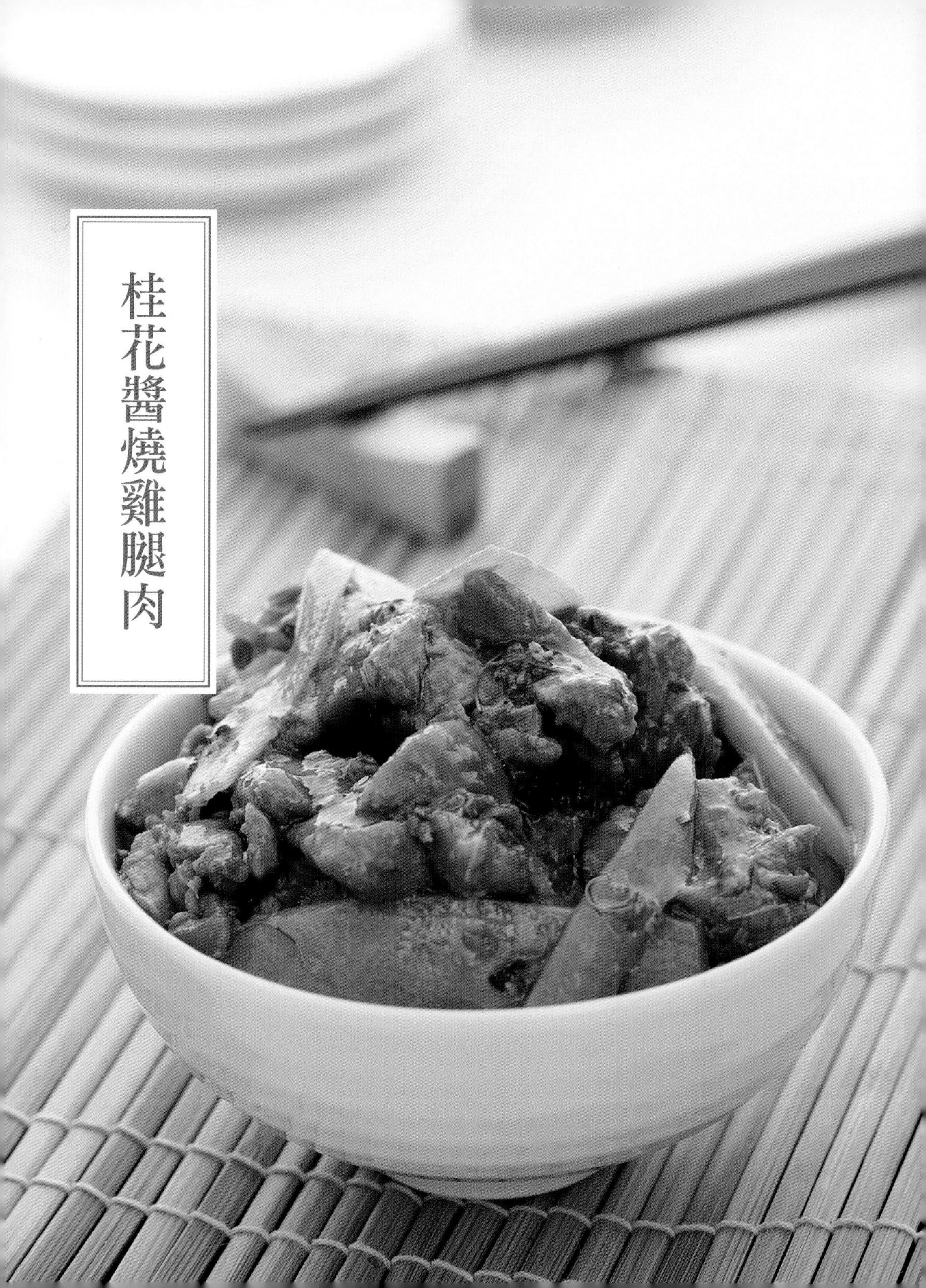

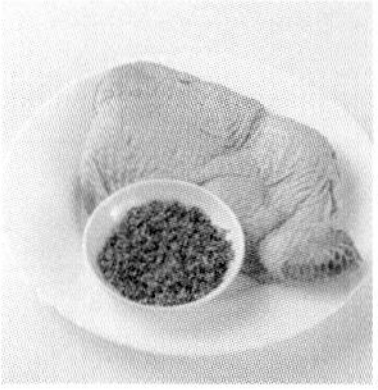

【材料】

桂花一小碟
去骨雞腿一支
薑片少許

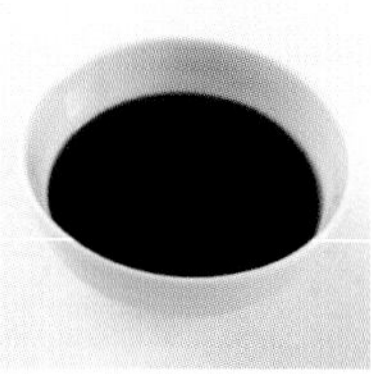

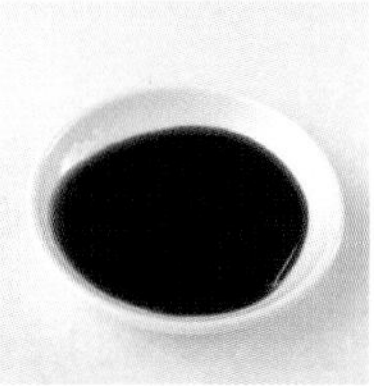

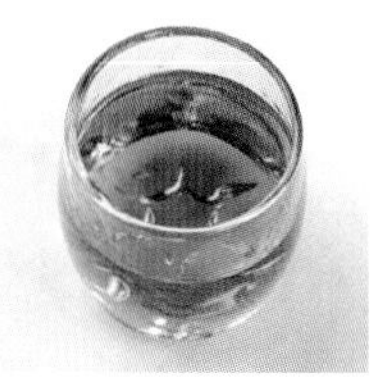

【調味料】

薑汁醬油
蠔油
黃酒

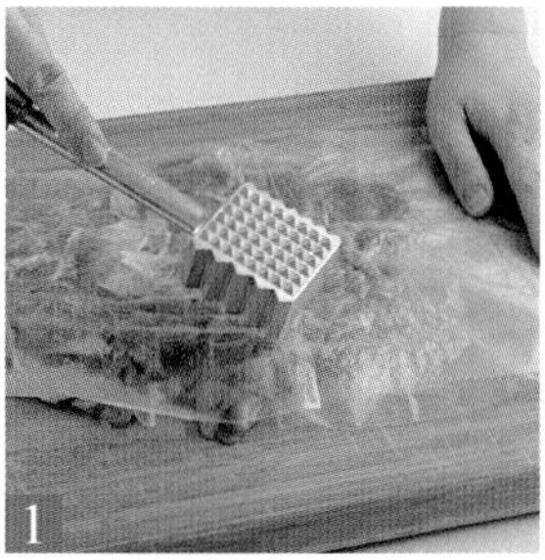

1

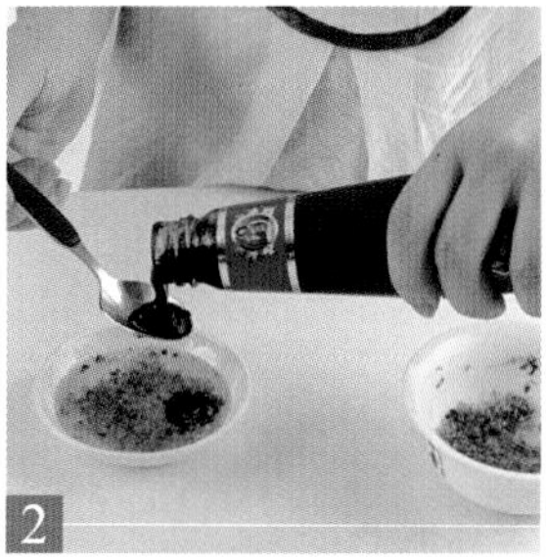

2

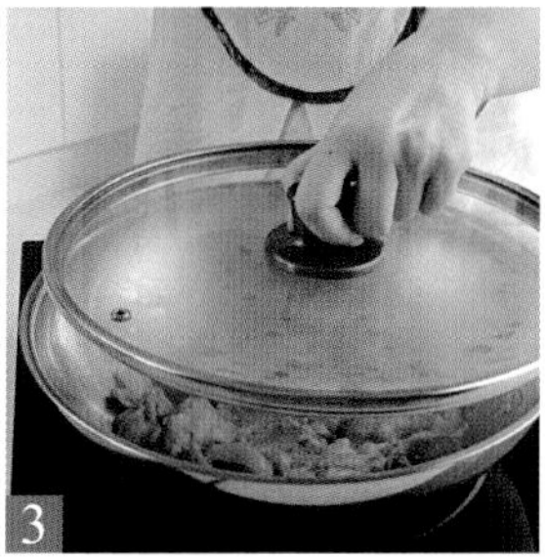

3

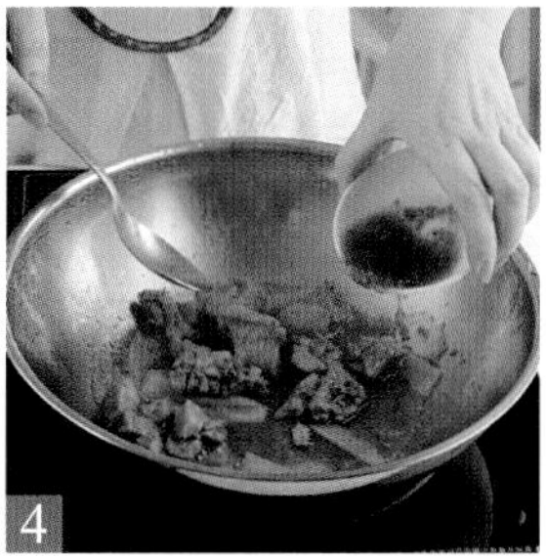

4

【做法】

1. 去骨雞腿排拍扁，切小塊，用薑汁醬油先醃，約二～三小時。
2. 桂花先用熱開水燙過一次。沖點熱開水，將桂花的香味燜出來。用燜桂花的水調蠔油，再加點黃酒，調製桂花醬。
3. 燒熱平底鍋，爆香薑片，放入雞塊拌炒，炒至雞腿塊半熟，加點水蓋上鍋蓋燜一下。
4. 再放入調好的桂花蠔油醬，入鍋燒煮，煮至湯汁收乾即可盛盤。

邱老師小提醒　有三高問題的人，請把雞皮去掉再料理。

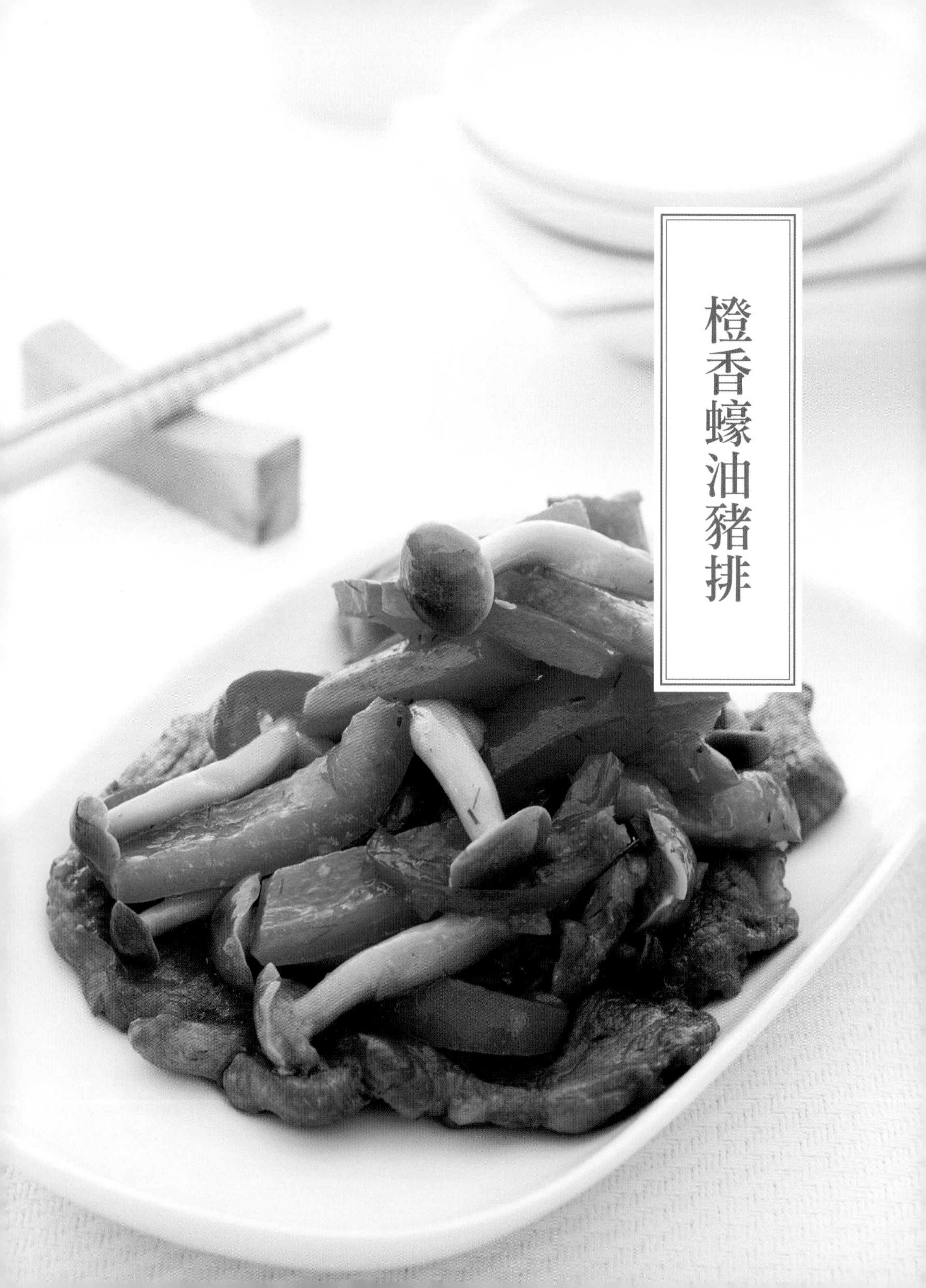

橙香蠔油豬排

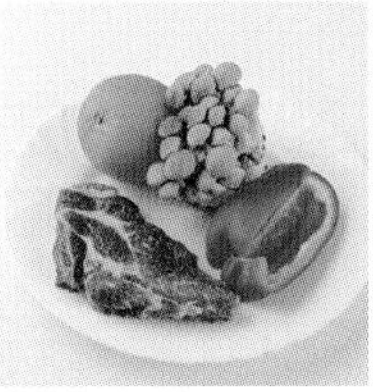

【材料】

梅花肉排一塊
紅椒（切塊）半碗
鴻禧菇半碗
香吉士一顆

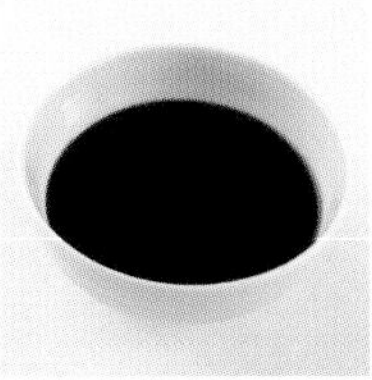

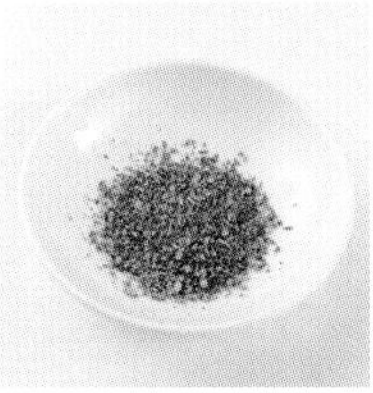

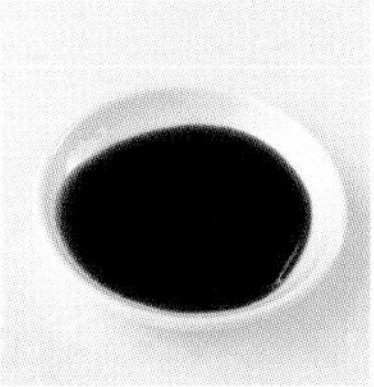

【調味料】

薑汁醬油
西式香料
蠔油

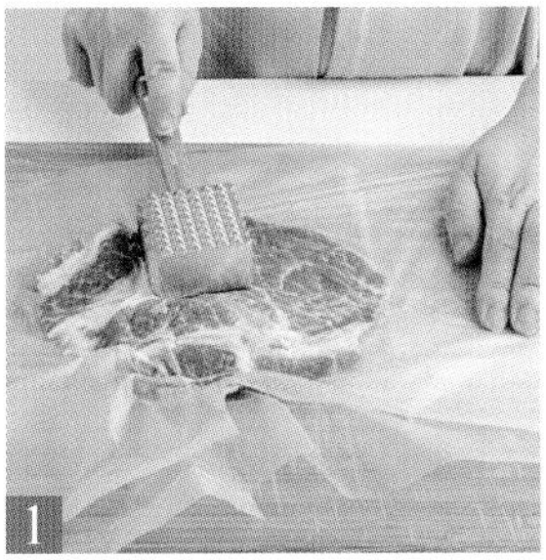

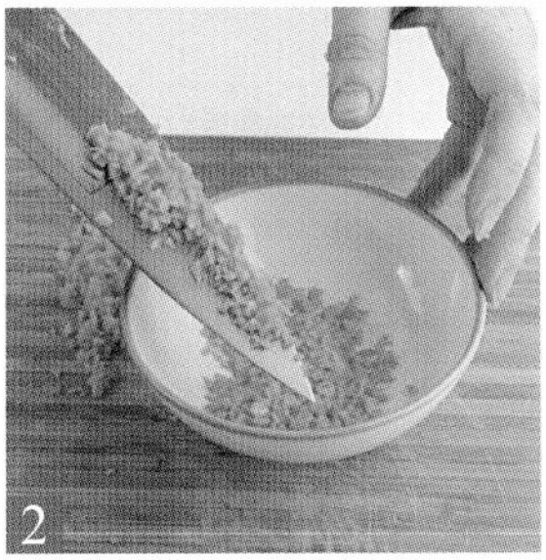

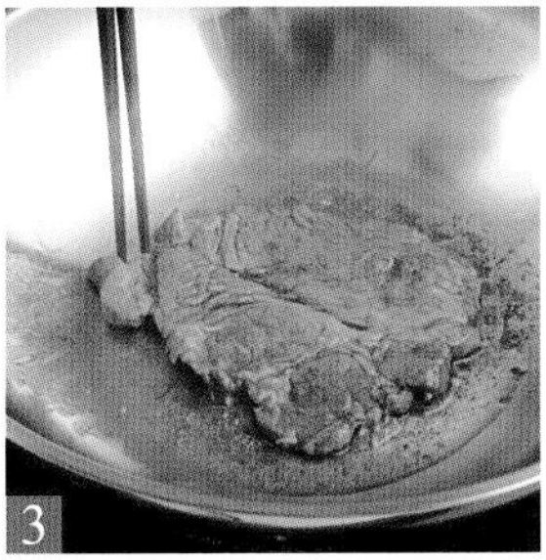

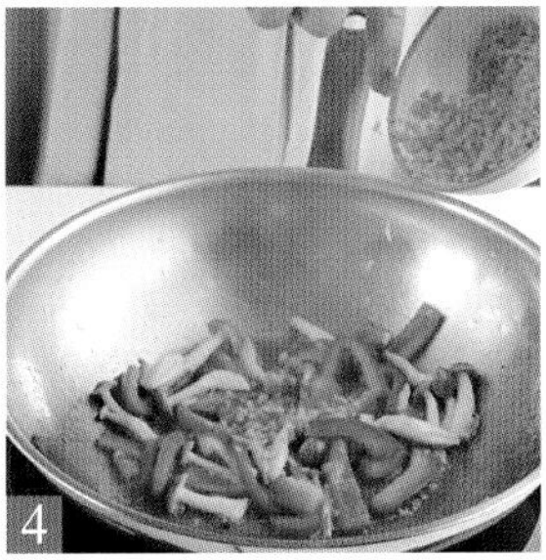

【做法】

1. 豬排肉先用肉搥敲一下，用薑汁醬油醃約十~十五分鐘，也可加點西式香料一起醃。
2. 削去香吉士橘色表皮，小心不要削到白色的部分，將外皮剁切成末，就是橙皮。
3. 豬排肉醃好後放入平底鍋以中小火煎熟，取出備用。
4. 鍋子倒入紅椒和鴻禧菇炒軟，再加入蠔油與一點點水炒熟後，加入一匙橙皮與西式香料。調拌均勻後，即可淋上豬肉排。

雙冬春雨

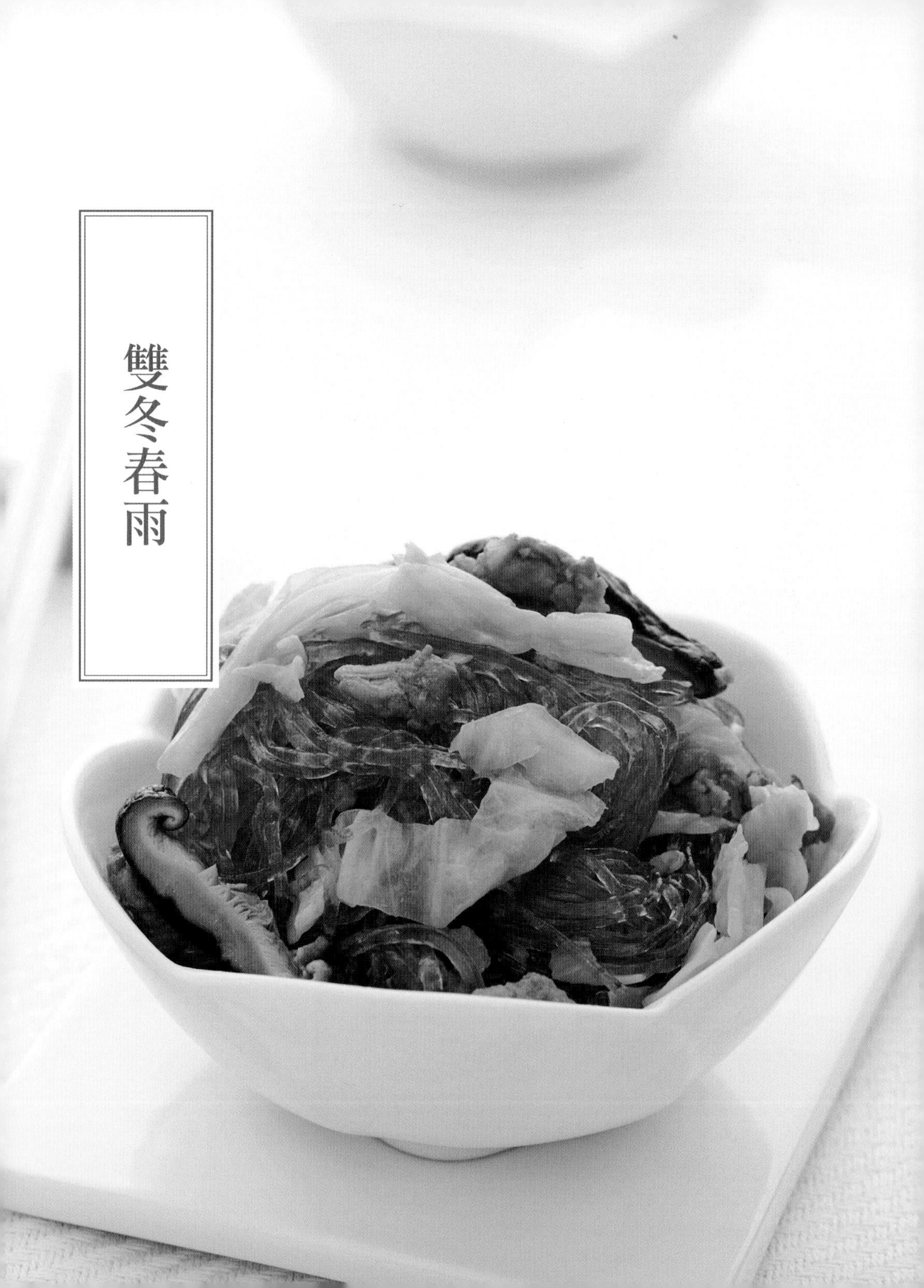

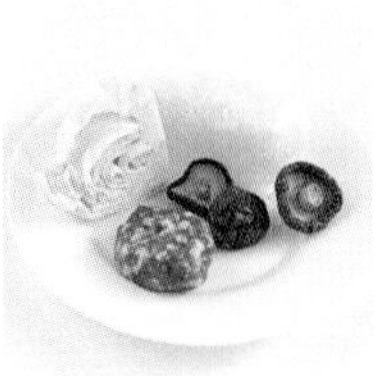

【材料】

香菇三朵、冬粉一份

高麗菜（切絲）半碗

絞肉約一個拳頭大小或七十五克

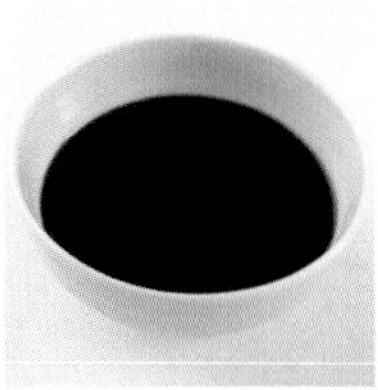

【調味料】

薑汁醬油

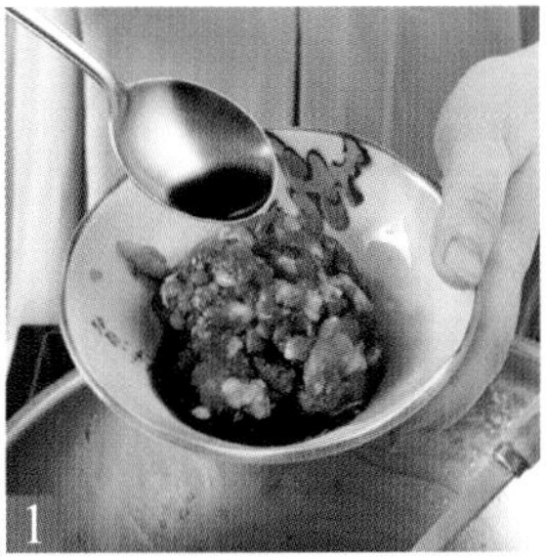

1

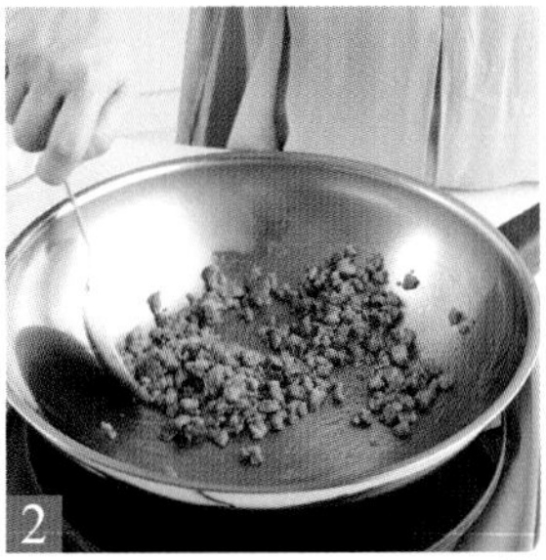

2

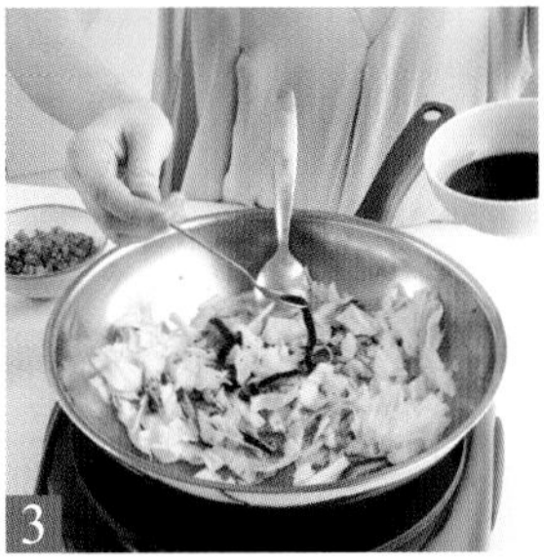

3

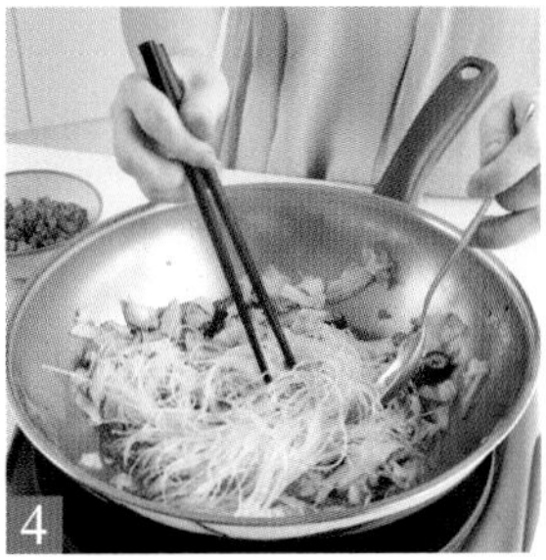

4

【做法】

1. 高麗菜切絲、香菇切絲。絞肉用薑汁醬油醃十～十五分鐘。冬粉先燙好備用。
2. 燒熱平底鍋，加入些許橄欖油，先將絞肉炒開，盛起備用。
3. 將香菇放入鍋中爆香，再加入高麗菜絲拌炒，加入薑汁醬油調味。可加點水幫助所有材料味道完美混合。
4. 加入絞肉與燙熟的冬粉，再一起拌炒直到湯汁收乾即可。

邱老師小提醒　如果你喜歡橙皮的味道，也可以在這道菜中加入一些喔！

馬蹄高麗菜肉捲

（擇食讀者王逸安提供）

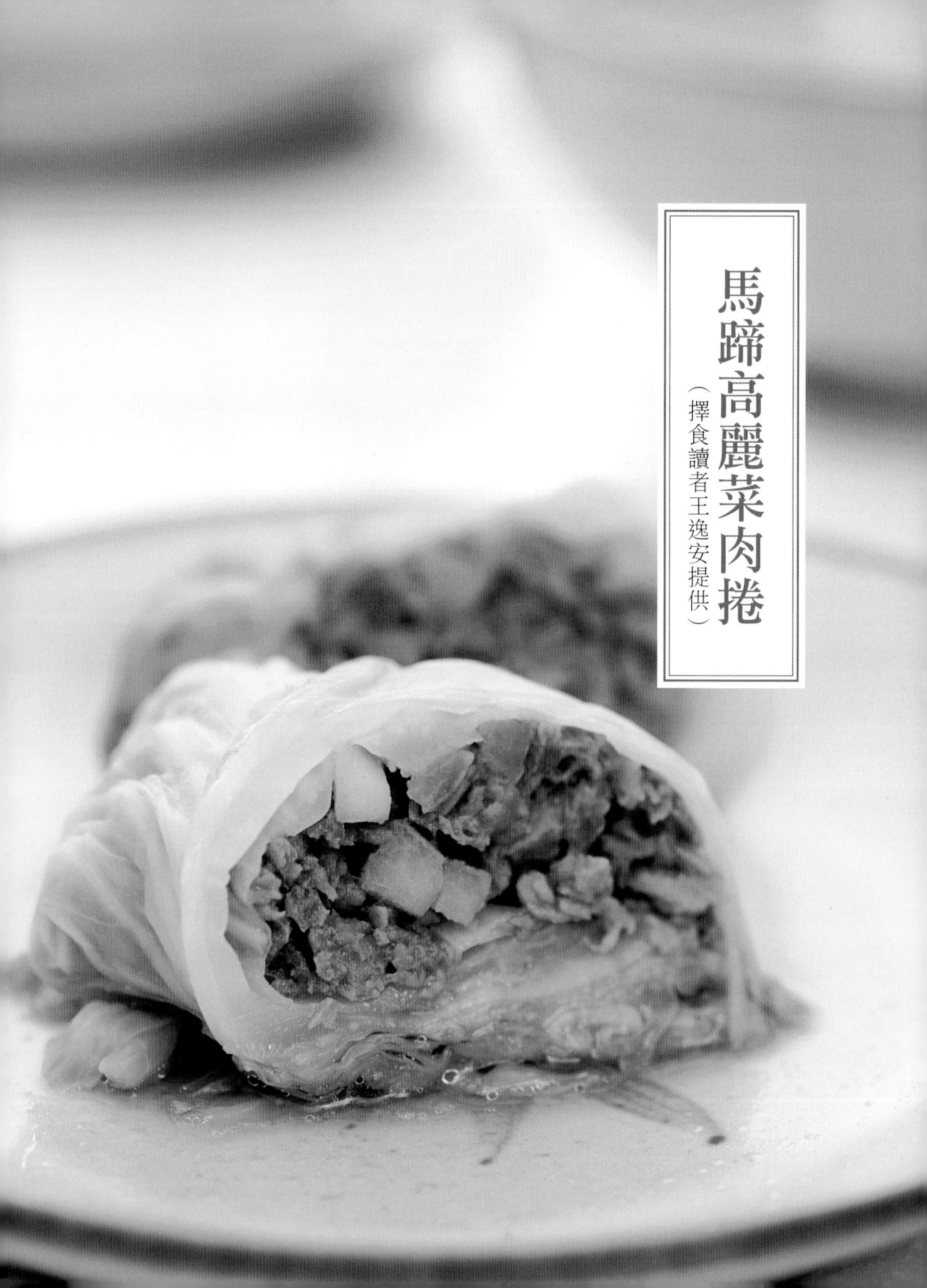

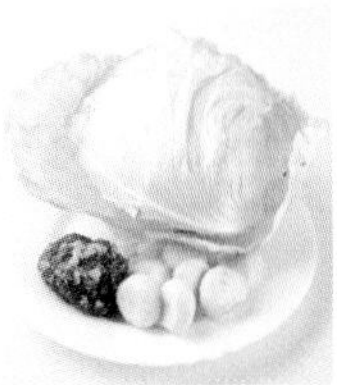

【材料】

高麗菜葉數片

馬蹄約四顆

絞肉約一個拳頭大小、粗棉線

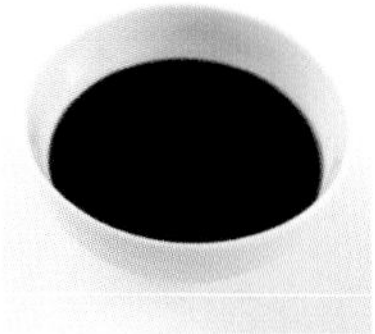

【調味料】

薑汁醬油

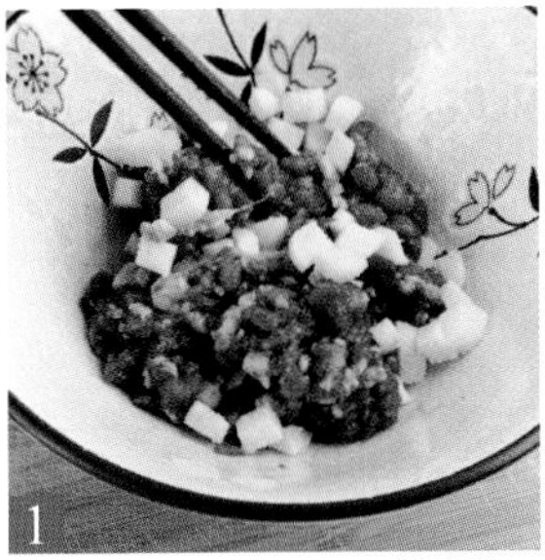

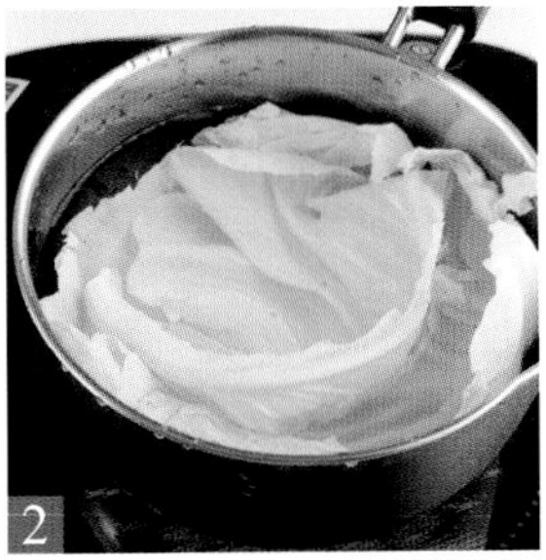

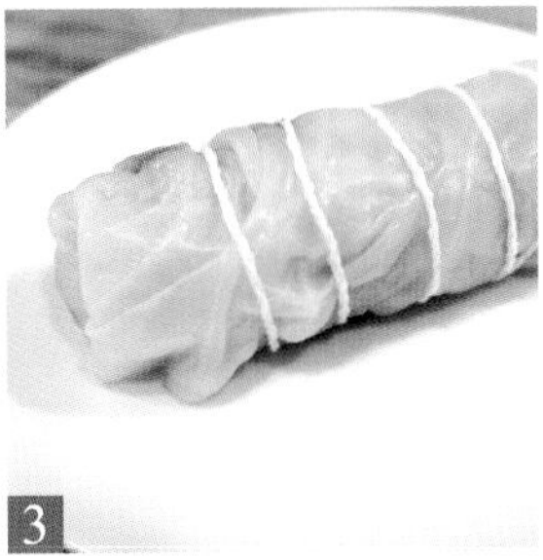

【做法】

1. 馬蹄切碎，加入絞肉中摔打，用薑汁醬油醃一個晚上。
2. 高麗菜先燙軟，把硬梗的部分切薄。
3. 一張或兩張高麗菜當作外皮，將肉餡包捲在裡面以粗棉線綁緊，放進電鍋，外鍋放一杯水，蒸熟即可。

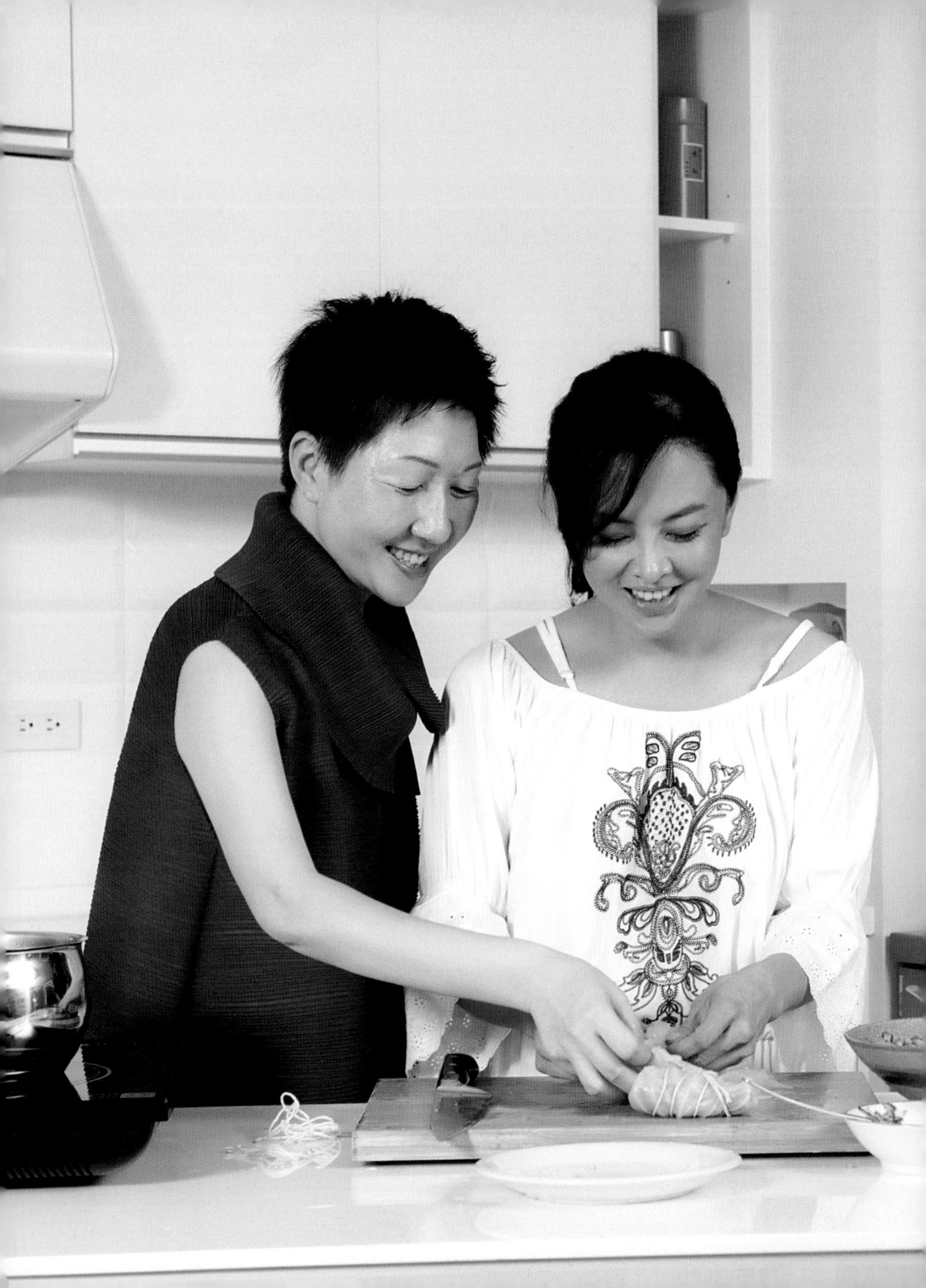

菜、肉料理

涼拌、快炒、烘烤都好吃

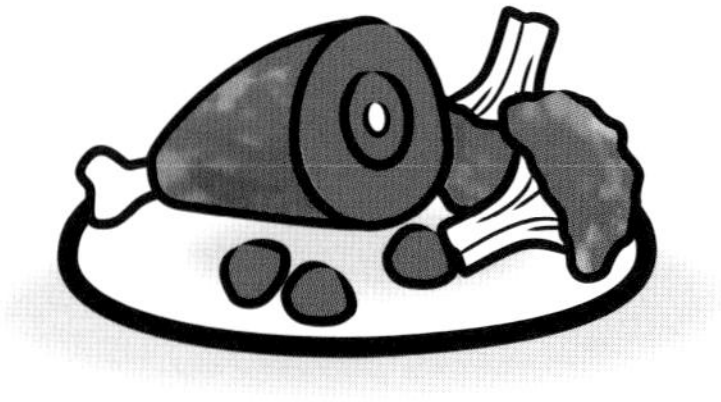

天麻枸杞黑白木耳炒肉片

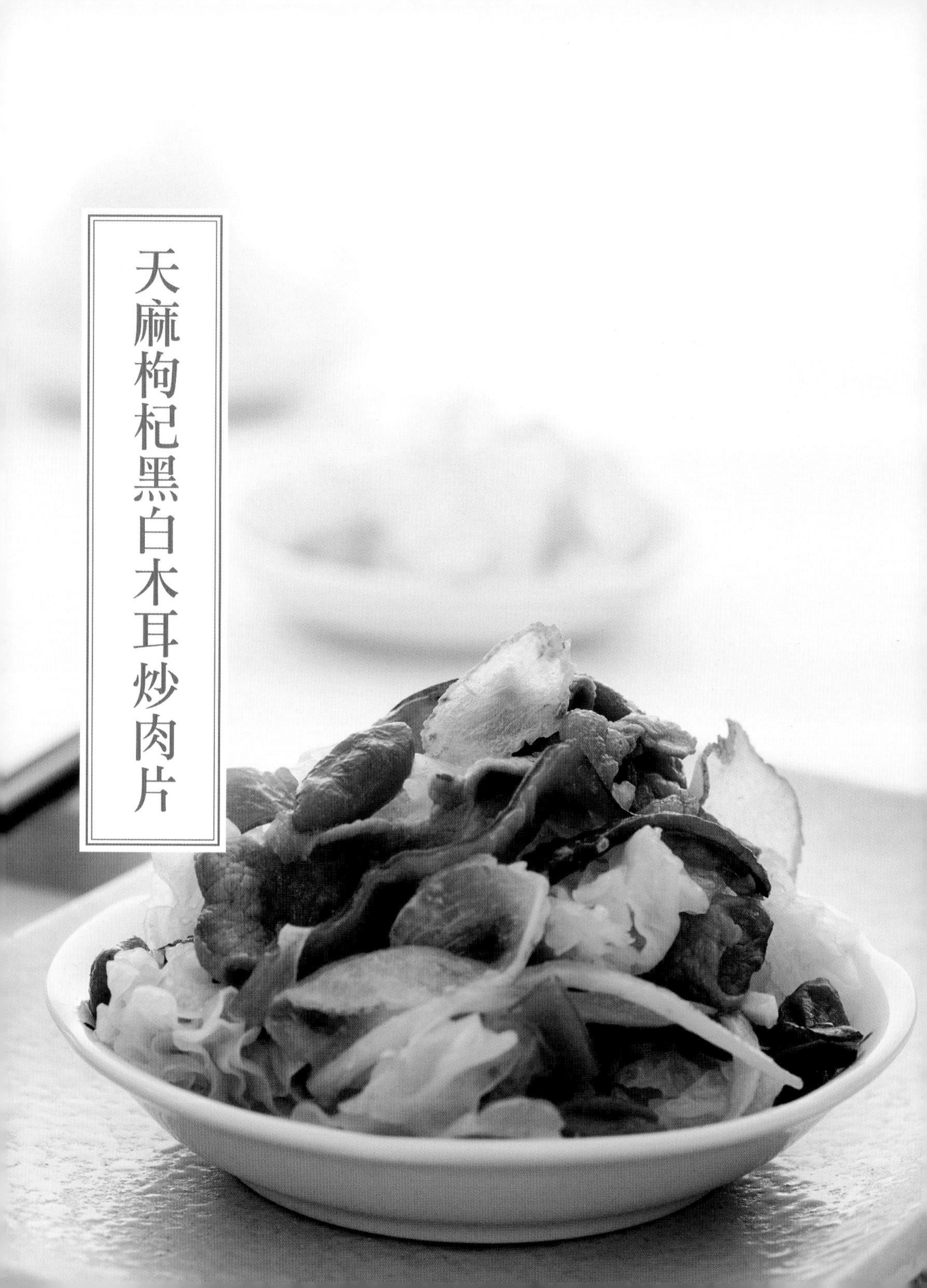

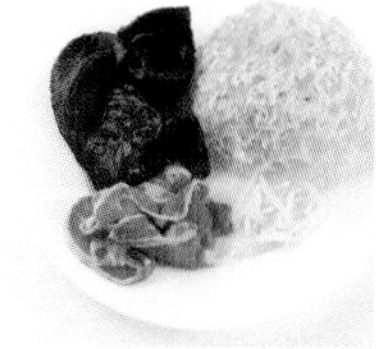

【材料】

黑木耳（切絲）半碗　羊（豬）肉片四～六片

白木耳（泡發）半碗　嫩薑絲少許

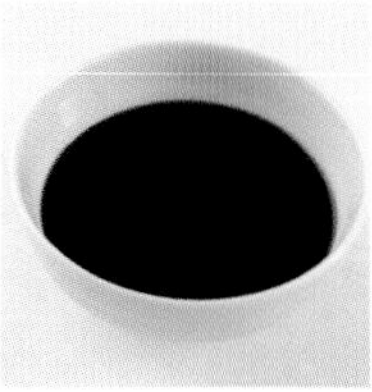

【調味料】

薑汁醬油

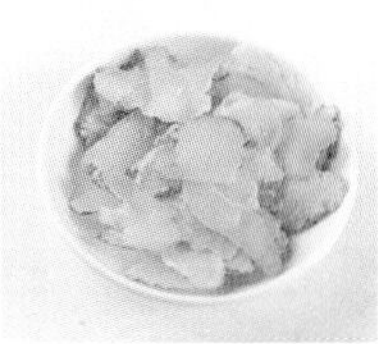

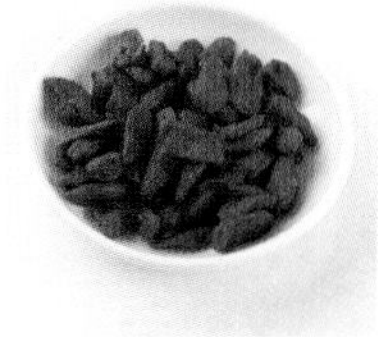

【中藥材】

天麻一小碟

枸杞一小碟

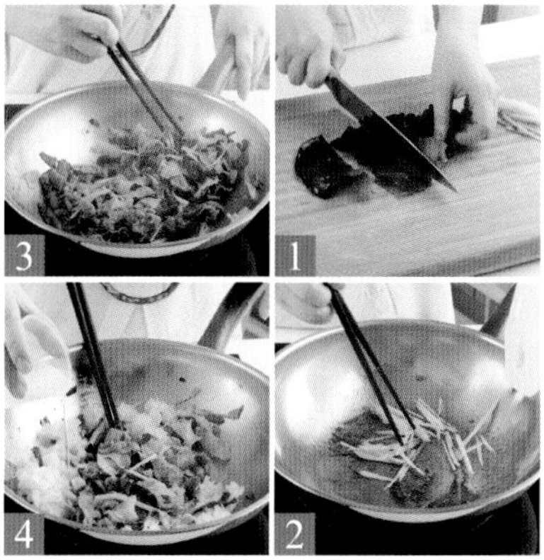

【做法】

1. 白木耳泡發，天麻洗淨泡二十分鐘，枸杞洗淨也泡十分鐘，羊（豬）肉片先用薑汁醬油醃十五分鐘，黑木耳、嫩薑洗淨切絲。
2. 燒熱鍋子，炒熟肉片後，盛起備用。接著以中火爆香薑絲。
3. 再依序加入黑木耳、天麻、枸杞，已經炒熟的肉片。
4. 最後再將泡發的白木耳與少許的水，一起拌炒一下即可。

邱老師小提醒　白木耳要是一次沒有用完，放在冰箱冷藏即可，不過記得趁新鮮快點吃掉喔！

肉片彩蔬結

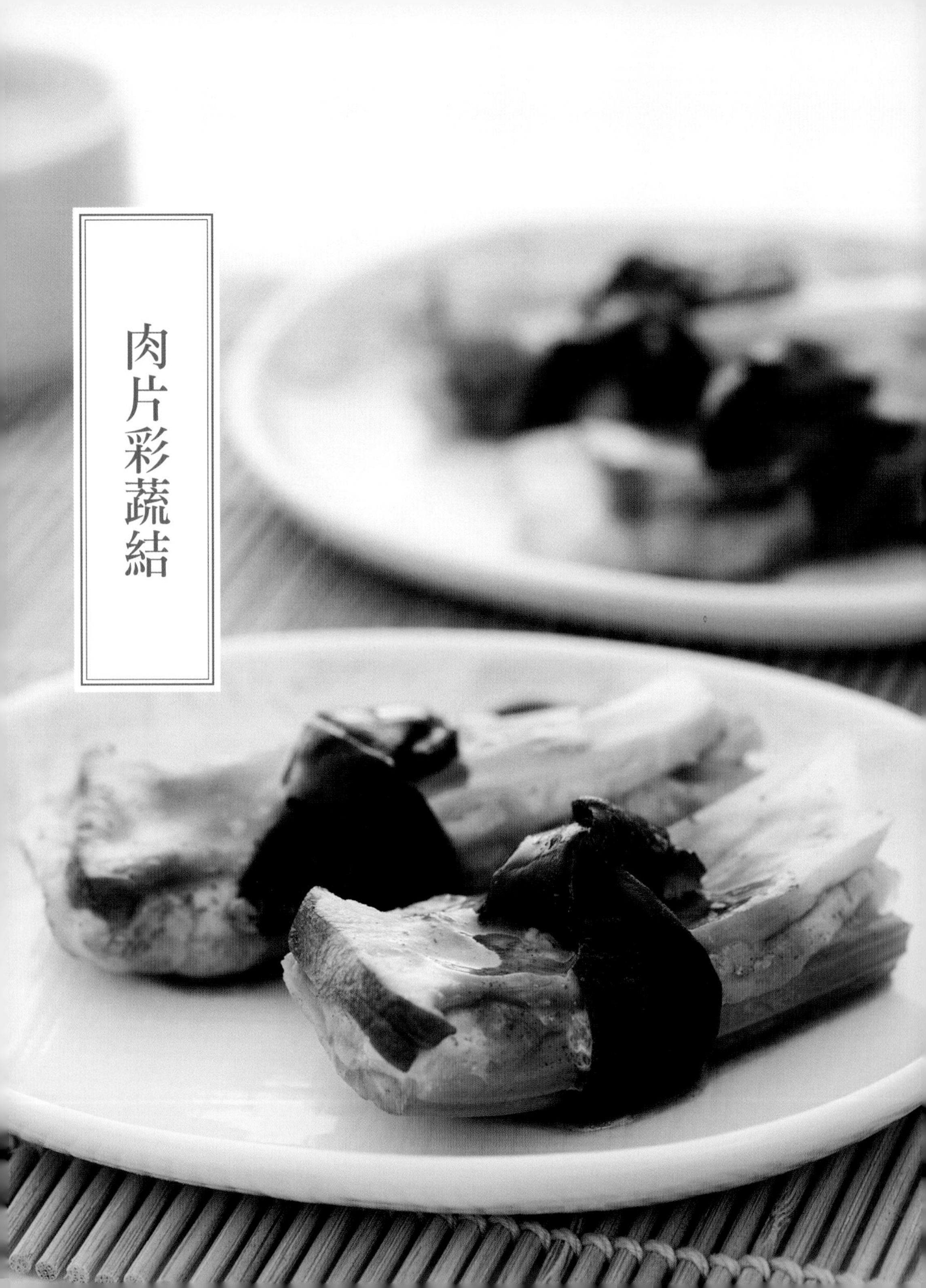

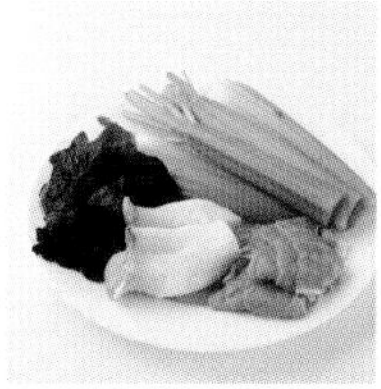

【材料】

西洋芹半支、杏鮑菇一支

黑木耳一片（盡量挑大片的）

豬肉片四～六片

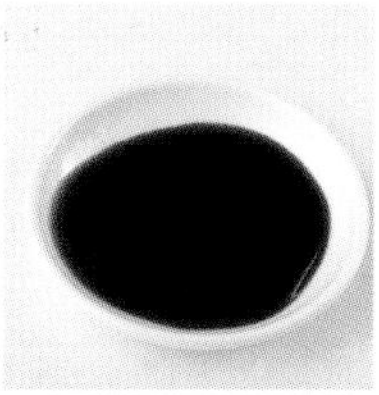

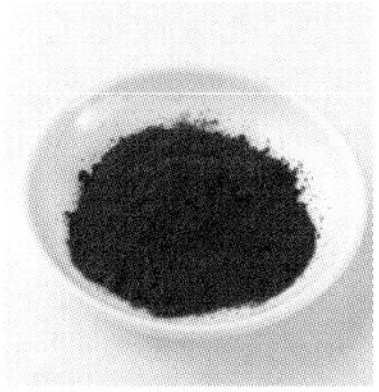

【調味料】

蠔油

甜椒粉

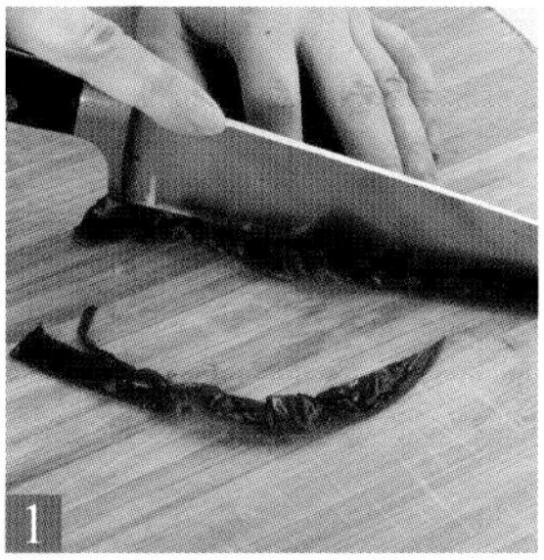

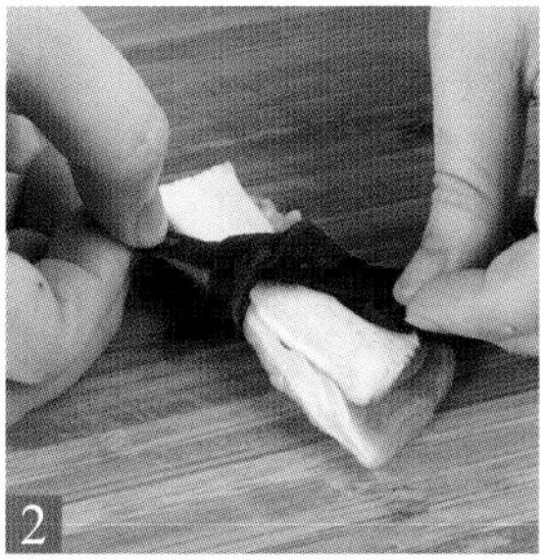

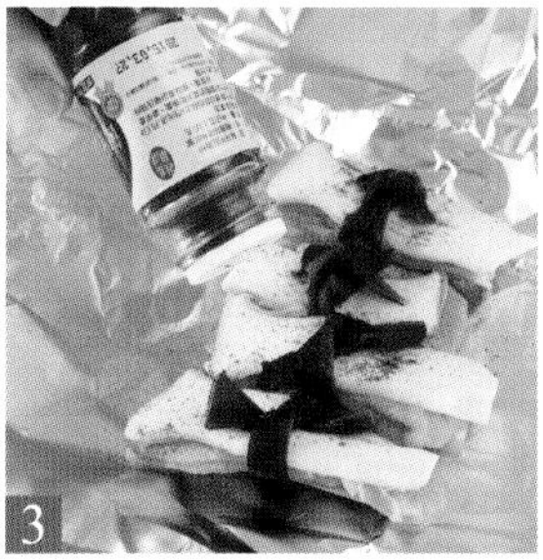

【做法】

1. 西洋芹切薄片，約〇・二公分，杏鮑菇切薄片，黑木耳切長條，蔬菜先燙好備用。
2. 將西洋芹、肉片、杏鮑菇依序堆疊，再用黑木耳綁起來。
3. 淋上蠔油、撒上甜椒粉，用錫箔紙將打好結的蔬菜與肉片包裹起來，放入烤箱烤約十～十五分鐘即可。

烤馬鈴薯

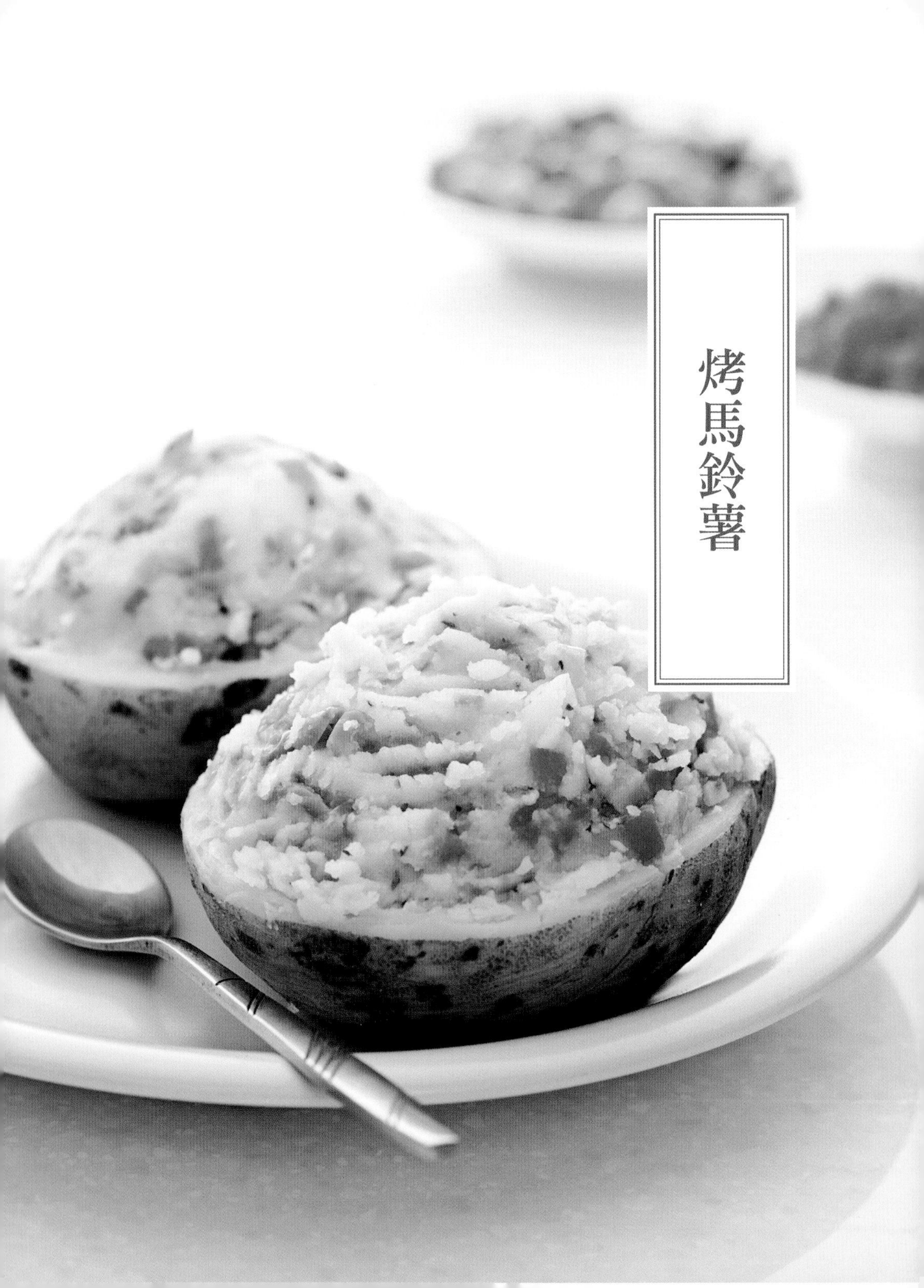

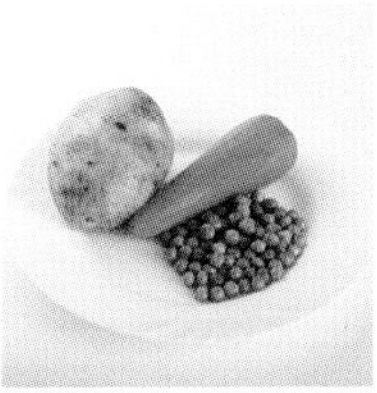

【材料】

馬鈴薯一顆

胡蘿蔔三分之一碗

青豆三分之一碗

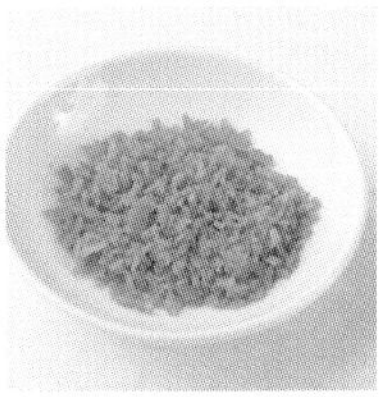

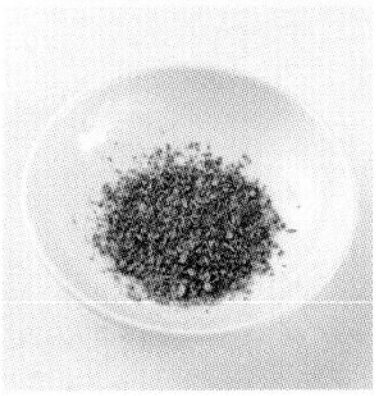

【調味料】

橙皮

西式香料

鹽少許

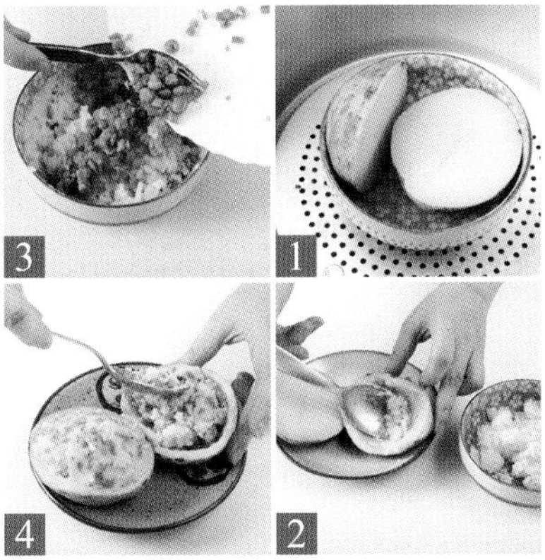

【做法】

1. 馬鈴薯選圓形的，洗淨之後，對半切開，放入大同電鍋，外鍋放一杯半的水先蒸熟。
2. 待放涼後，以湯匙挖出馬鈴薯，讓邊緣留下約〇・五公分的厚度，讓馬鈴薯變成一個容器，挖出來的馬鈴薯壓成泥，加點西式香料、鹽、橙皮拌勻，放在碗裡備用。
3. 青豆、胡蘿蔔燙熟或蒸熟，剁碎，和馬鈴薯泥攪拌在一起，可再加點橄欖油和冷開水幫助所有材料結合。
4. 將餡料填回馬鈴薯中，再放入烤箱中烤約五分鐘即可。

邱老師小提醒

冬天時，這道菜適合熱食上桌，夏天則可以冷藏後食用。

香菇絞肉塔

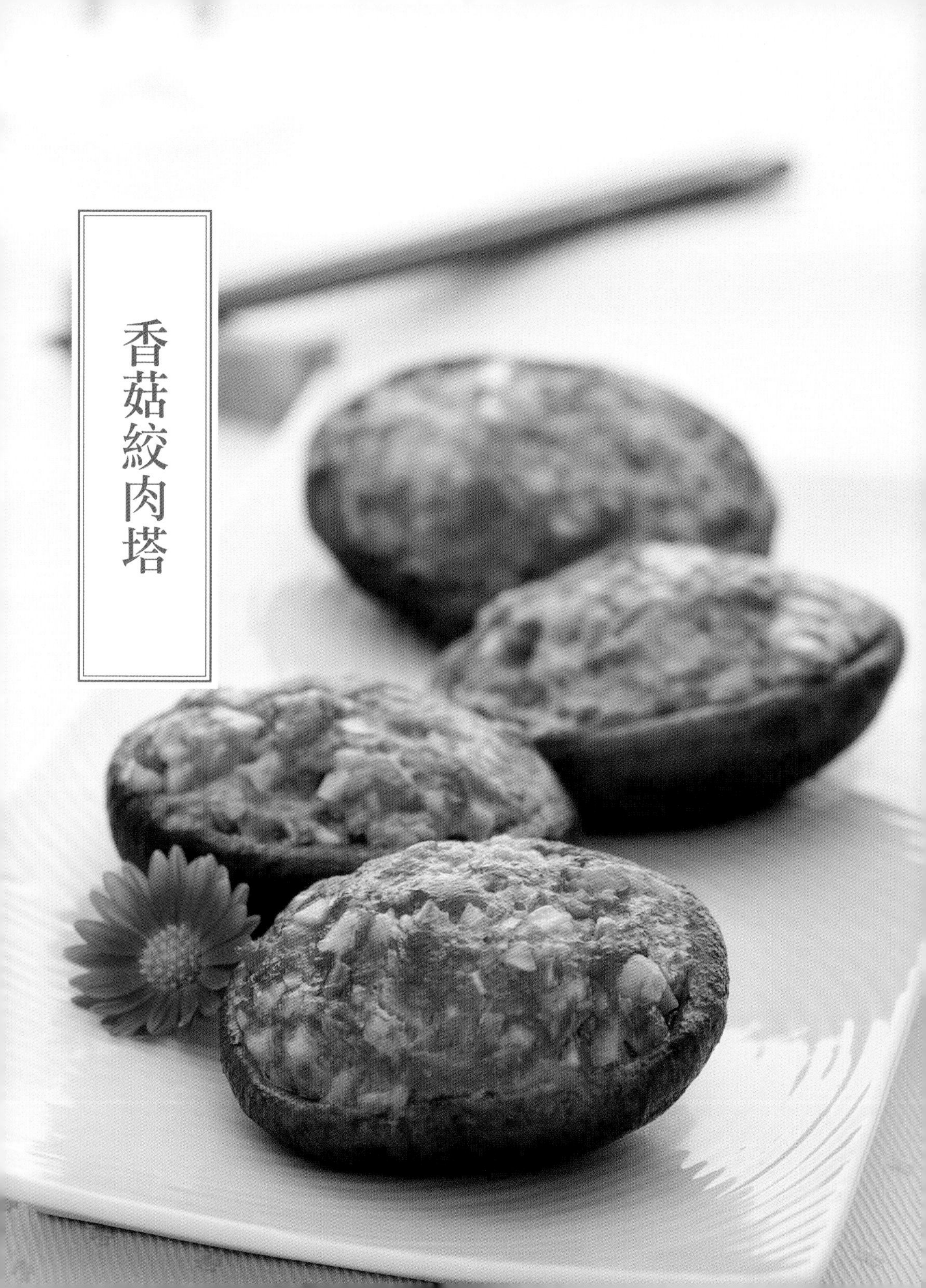

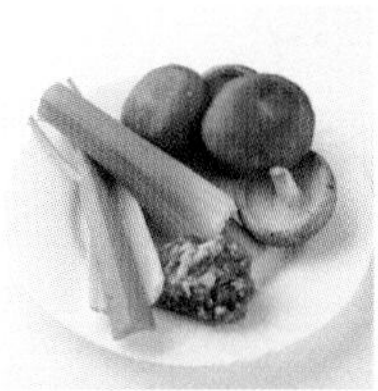

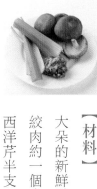

【材料】

大朵的新鮮香菇三~四朵

絞肉約一個拳頭大小

西洋芹半支

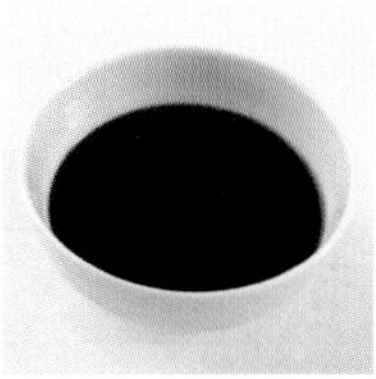

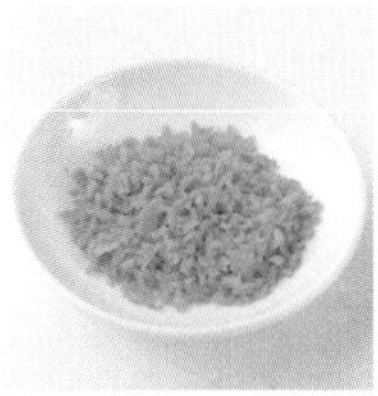

【調味料】

薑汁醬油

橙皮少許

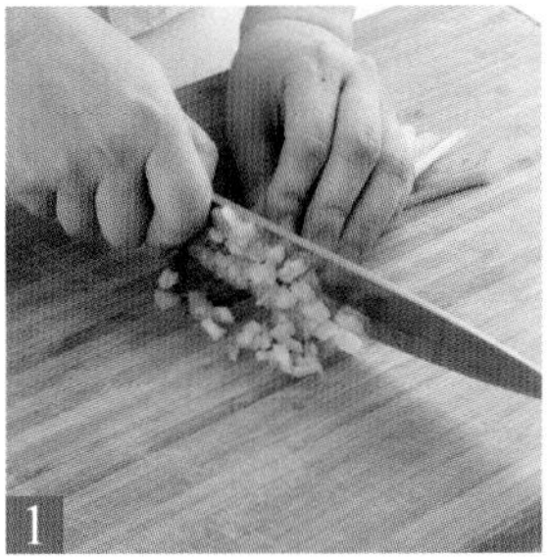

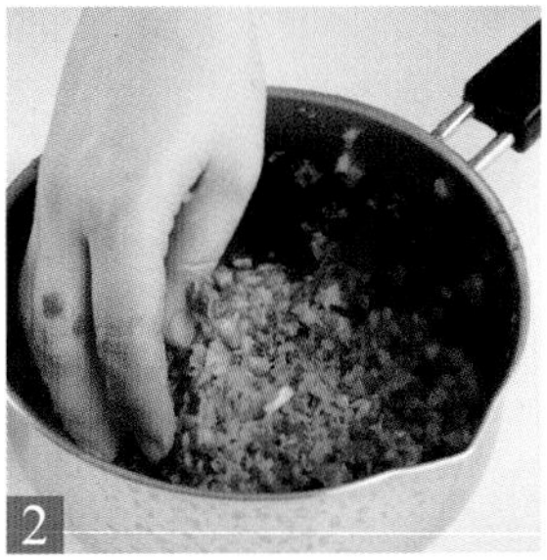

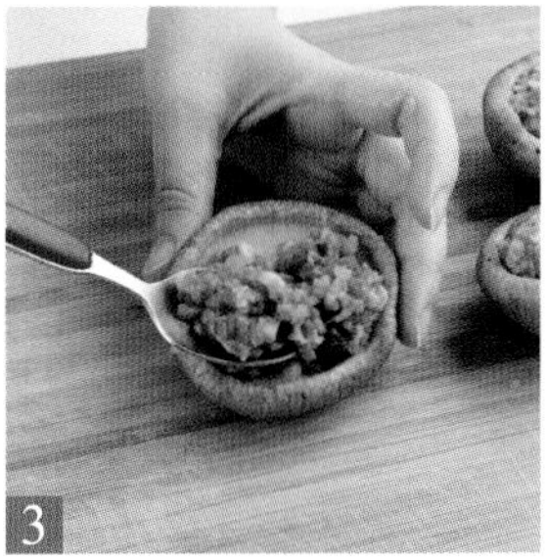

【做法】

1. 絞肉用薑汁醬油醃過，大朵新鮮香菇去蒂，西洋芹切末。
2. 醃好的絞肉，在鍋中來回摔上十數次後，加入西洋芹末與橙皮，再摔幾下，讓產生黏性的絞肉與蔬菜料結合。
3. 將肉餡回填至新鮮香菇中，放入烤箱中烤十五分鐘即可。

夏日涼拌蓮藕

（擇食讀者王逸安提供）

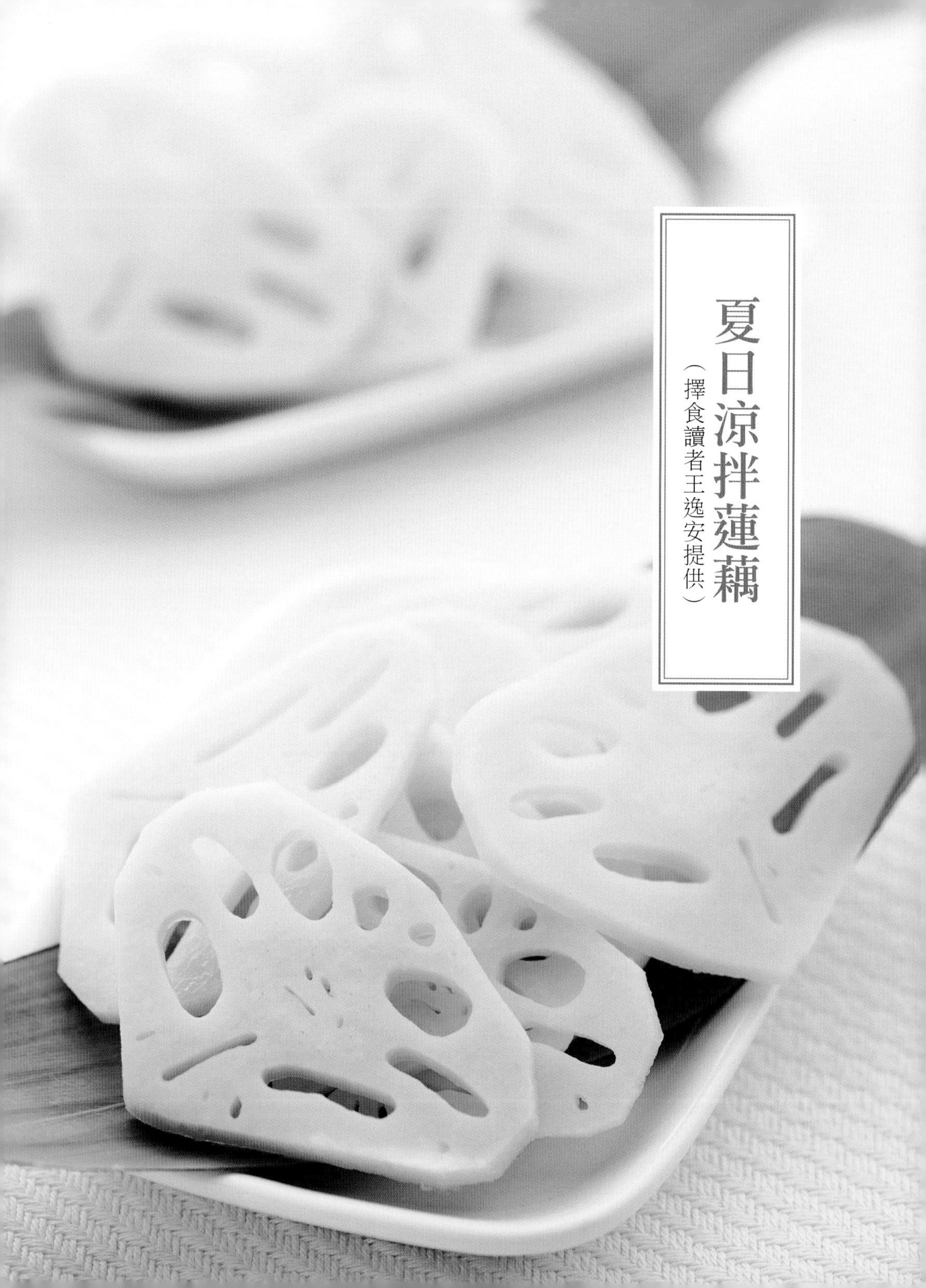

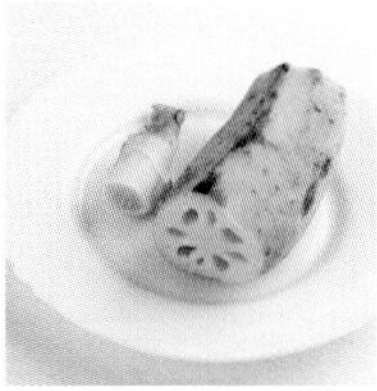

【材料】

蓮藕一截
嫩薑少許

【調味料】

白醋
糖、鹽

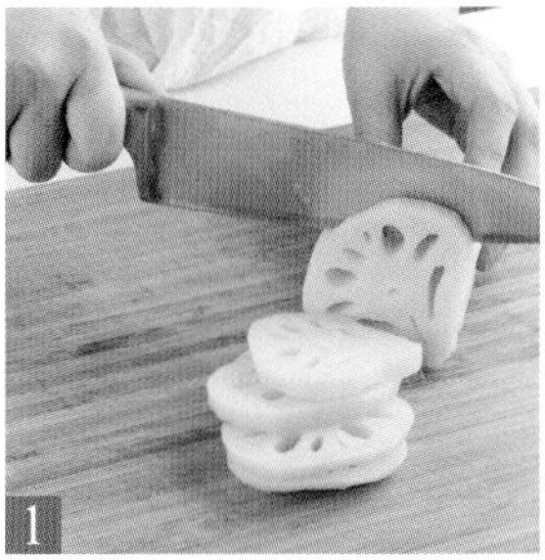

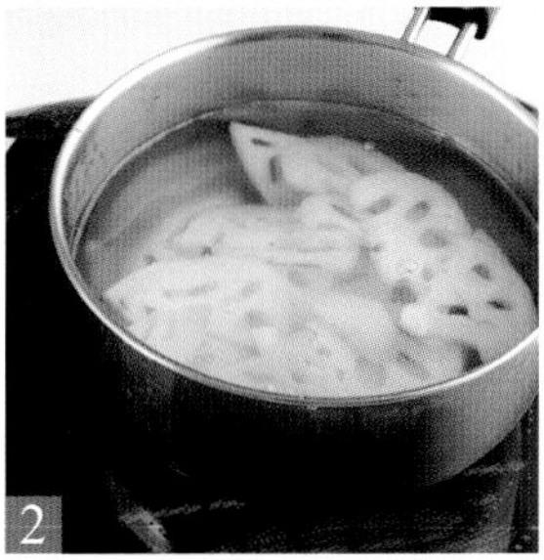

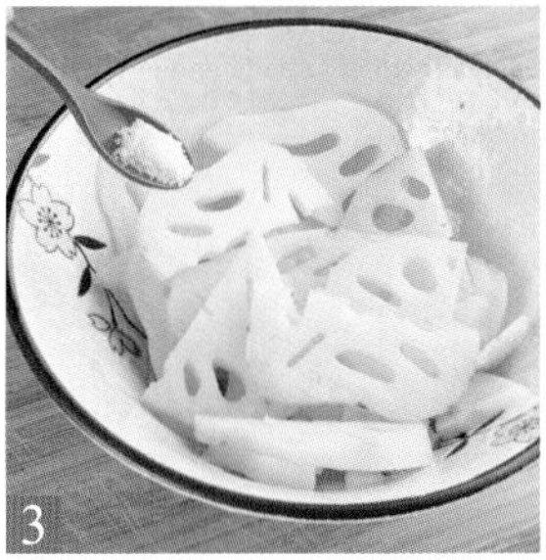

【做法】

1. 蓮藕洗淨削皮切薄片。
2. 將蓮藕放入鍋中汆燙，滾水中加入鹽巴、白醋。汆燙過後，立刻以冷開水過水，創造爽脆的口感。
3. 放入大碗中，加入嫩薑、糖、醋、鹽一起抓匀即可。

小提醒 想要顏色亮麗一點，可再加點紅蘿蔔絲裝飾。

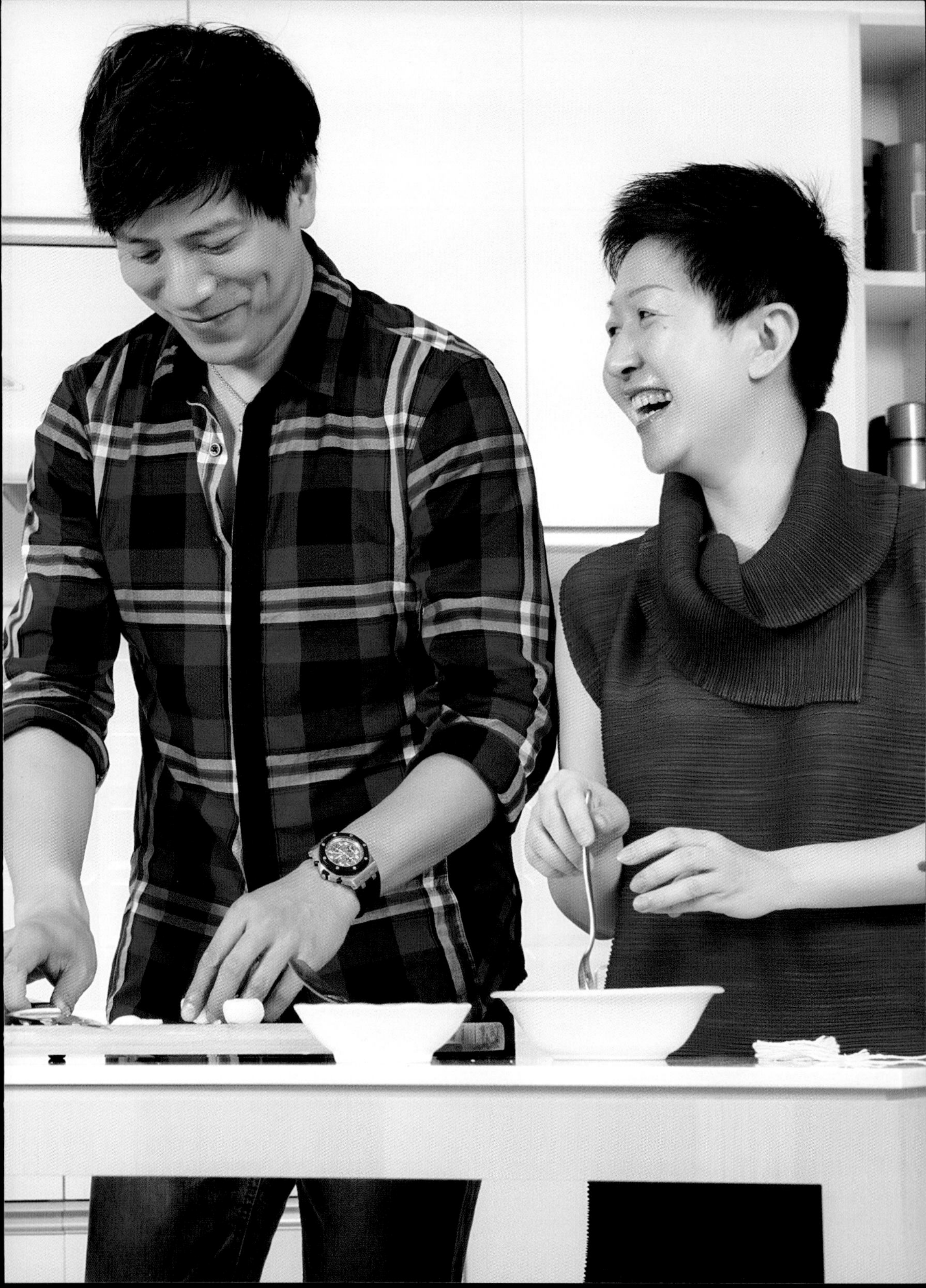

主廚坐鎮，海鮮上桌

最青海鮮料理，也能輕鬆學會

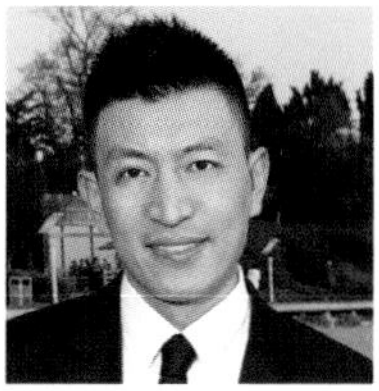

本單元的食譜由擇食同學Tony主廚設計

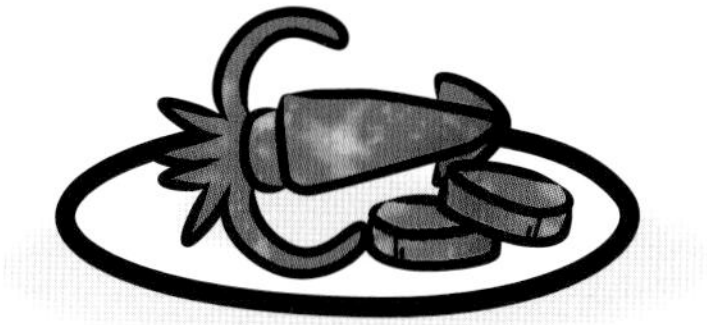

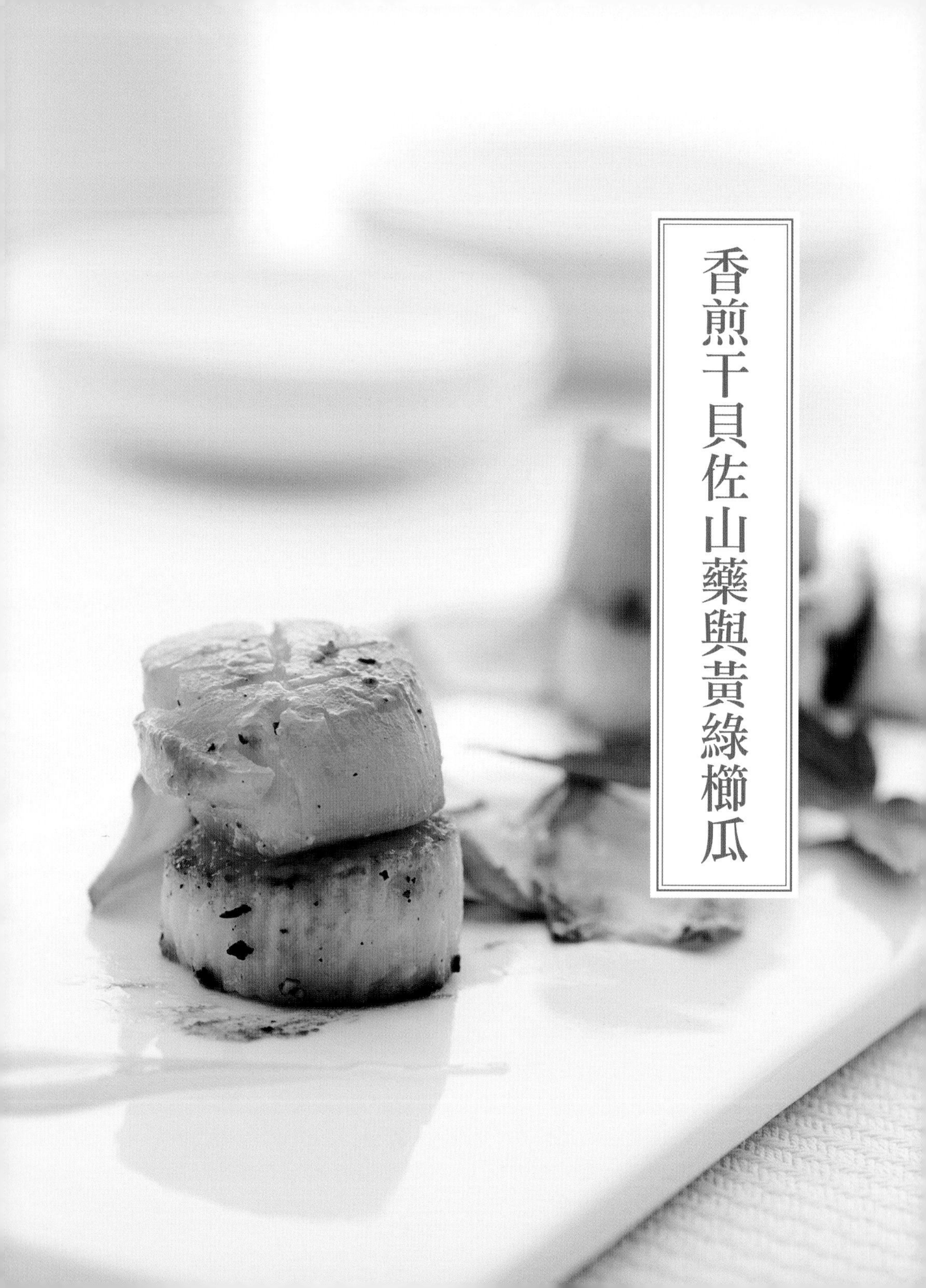

香煎干貝佐山藥與黃綠櫛瓜

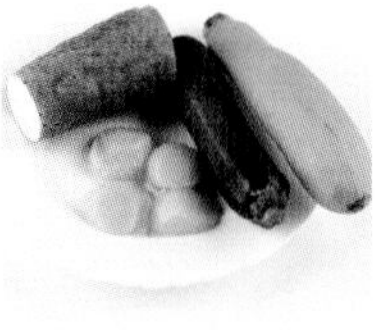

【材料】

新鮮大干貝四顆
山藥一小段
黃、綠櫛瓜各一條

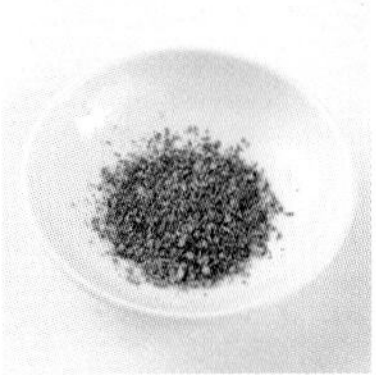

【調味料】

西式香料
鹽

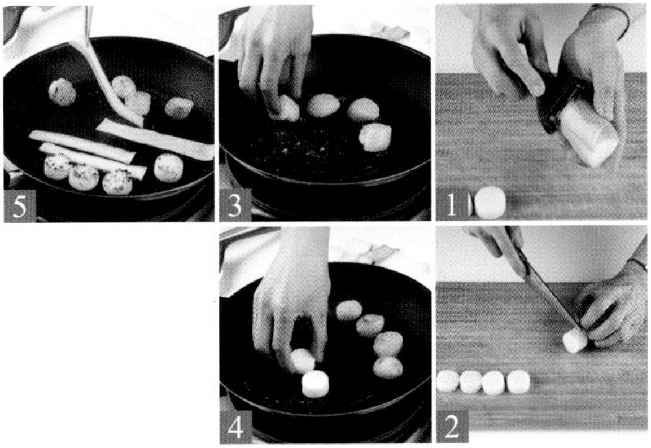

【做法】

1. 櫛瓜洗淨汆燙過，用刨刀由上往下刮成薄片，約需要一～二片即可。
2. 山藥去皮切成和干貝差不多大小的塊狀。
3. 在溫熱的鍋中放入油與鹽巴，再放入干貝，大約一分鐘後翻面，續煎另外一面。
4. 干貝翻面煎時，放入山藥塊，煎至表面金黃。
5. 待干貝與山藥皆煎至兩面金黃，將櫛瓜片放入鍋中，煎烤一下，即可將所有食材盛盤，盛盤前，在干貝和山藥上灑少許西式香料。

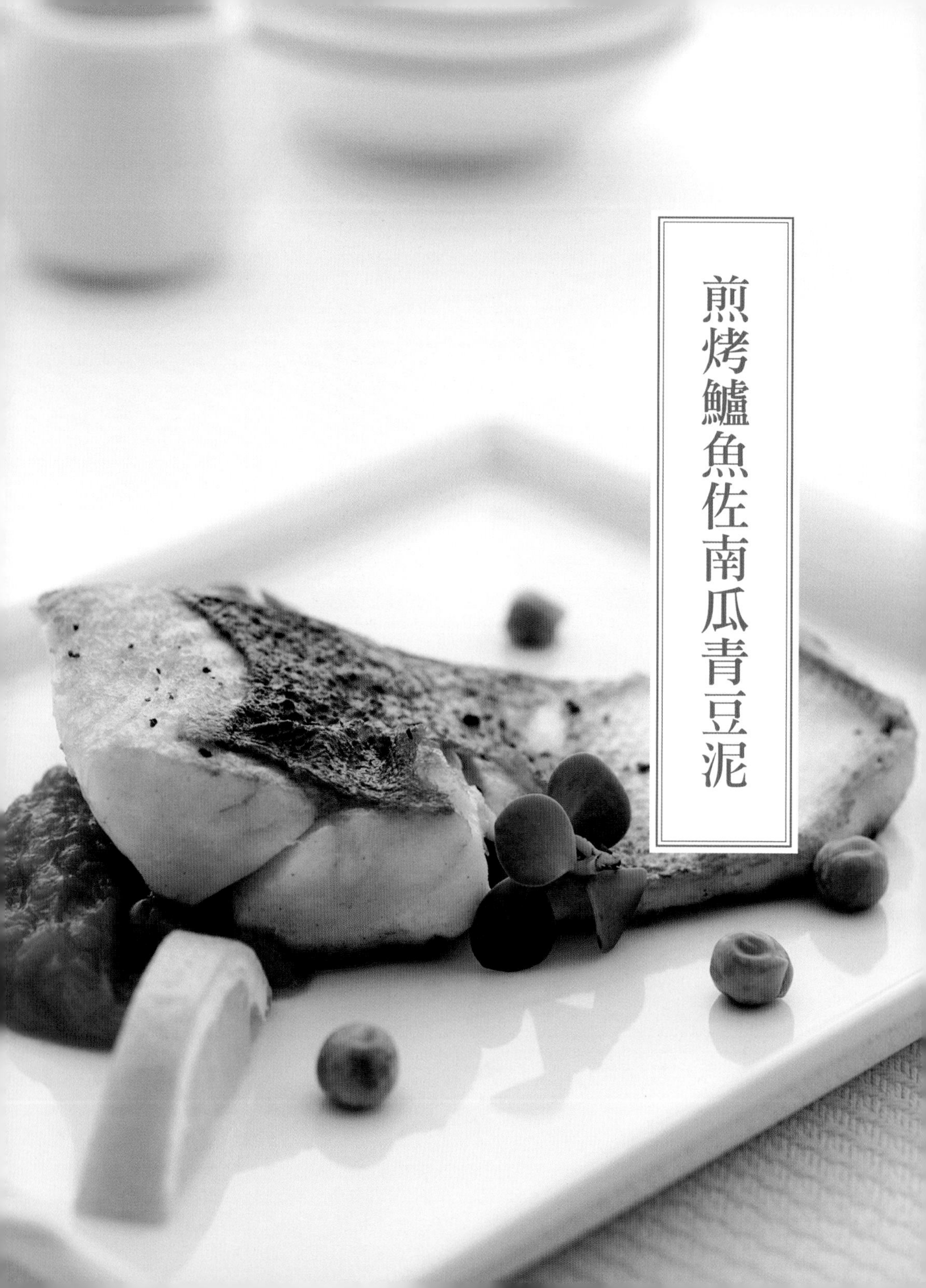

煎烤鱸魚佐南瓜青豆泥

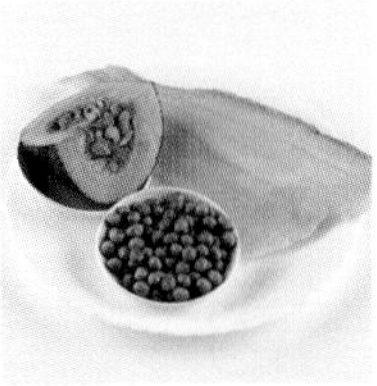

【材料】

鱸魚四分之一～半塊
小南瓜四分之一顆
青豆少許

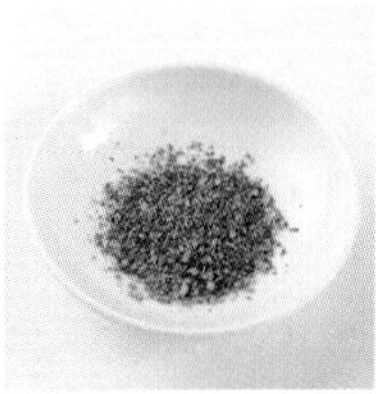

【調味料】

西式香料
鹽

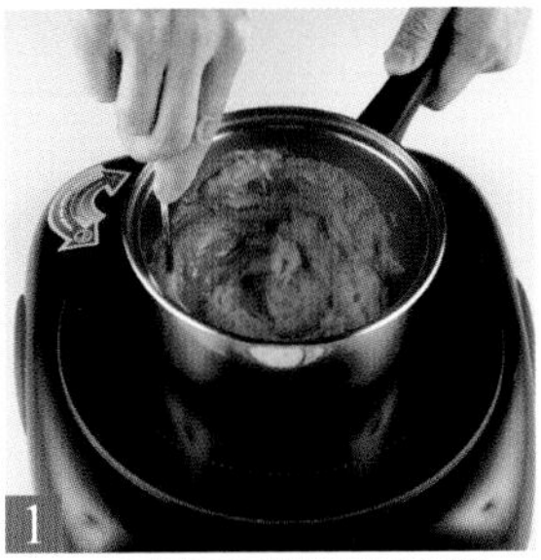

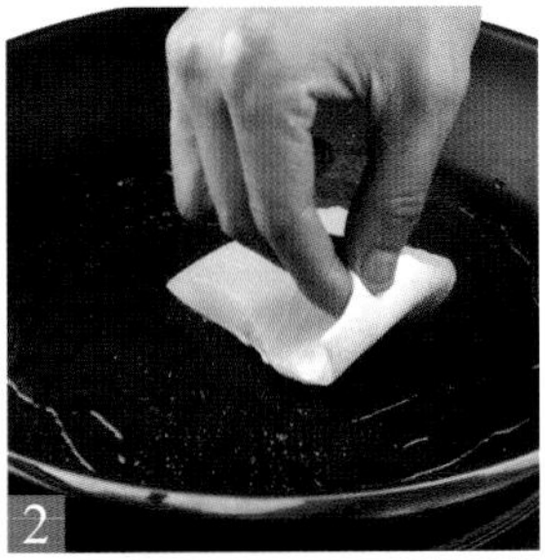

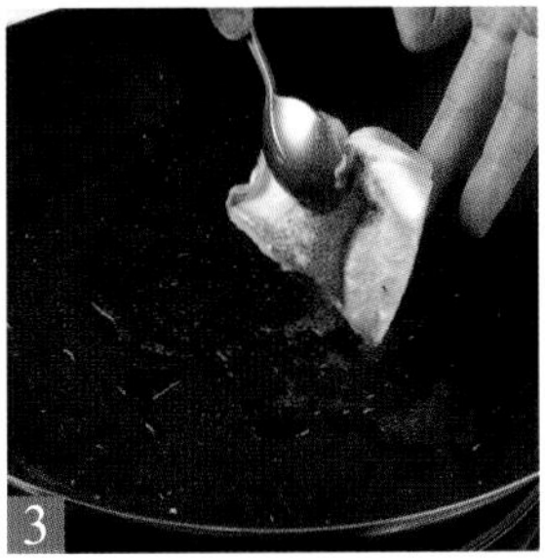

【做法】

1. 青豆少許汆燙，南瓜先用電鍋蒸熟，搗成泥狀備用。
2. 將鱸魚的魚皮朝下，放入鍋中，可先將魚肉較薄的部分提起，暫不接觸鍋面，好讓熟度均勻。
3. 魚皮面煎至金黃後，翻面再將另一面煎熟。兩面煎至金黃時，有烤箱的人，可放入烤箱，以一百八十度左右的溫度，烤個五分鐘左右。沒有烤箱的人，則用小火繼續將魚肉煎熟，即可盛盤。

海味小卷筆管麵

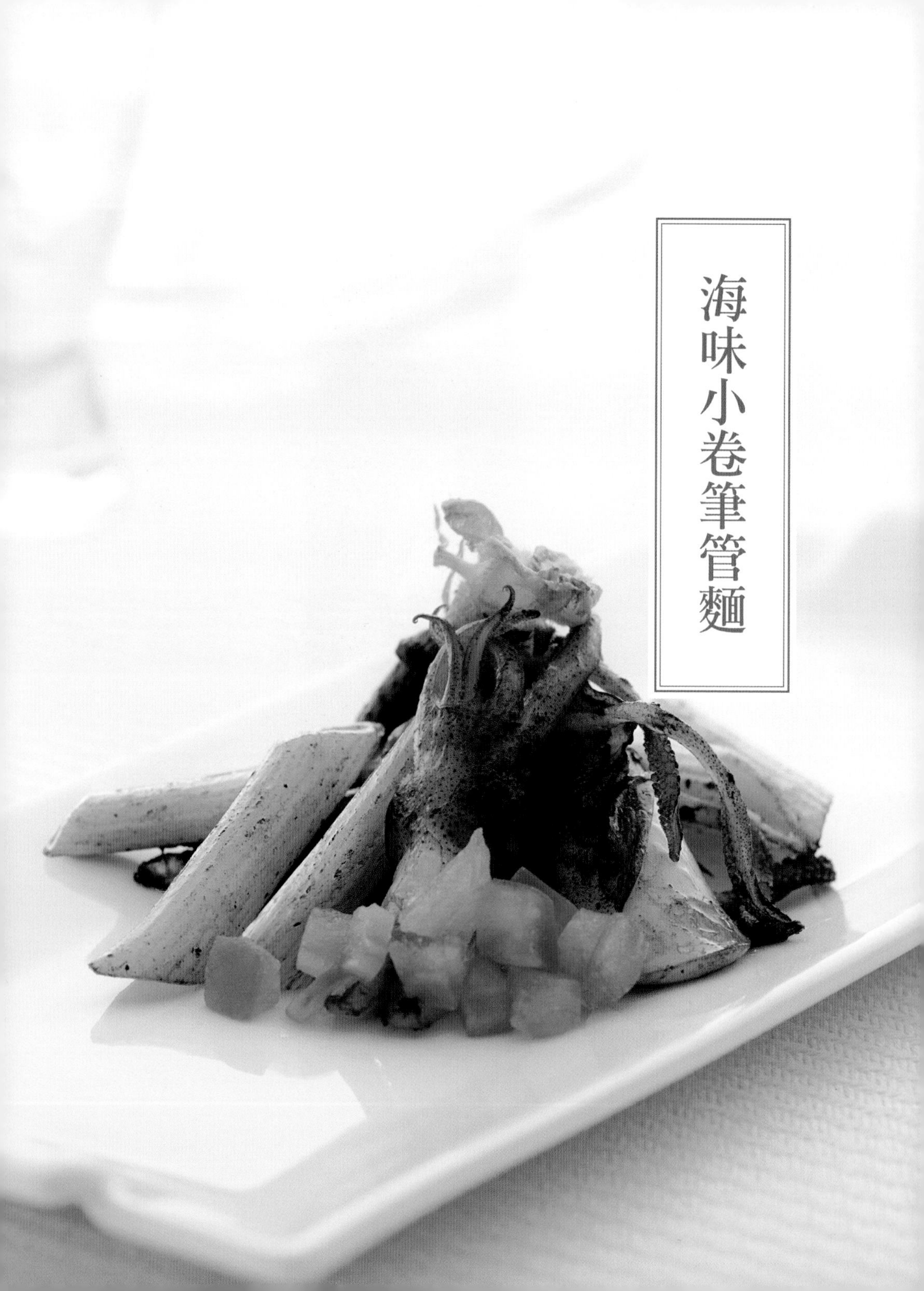

【材料】

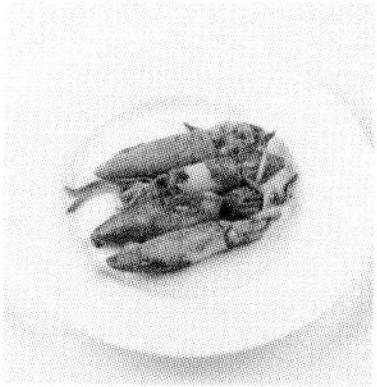

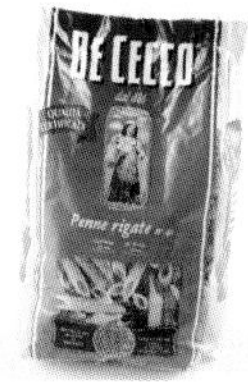

小卷四～六條
筆管麵約半碗

【調味料】

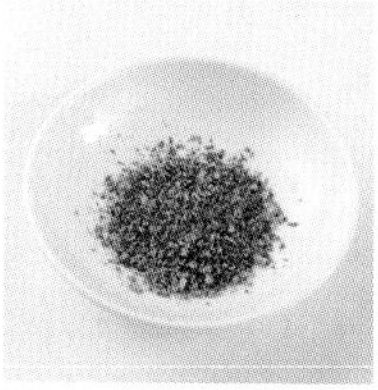

西式香料
鹽

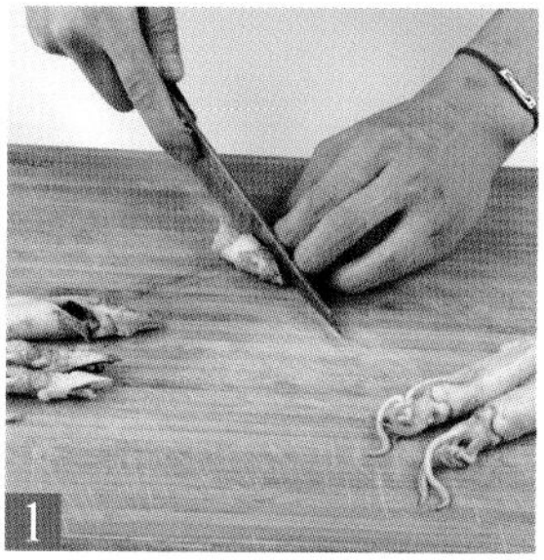

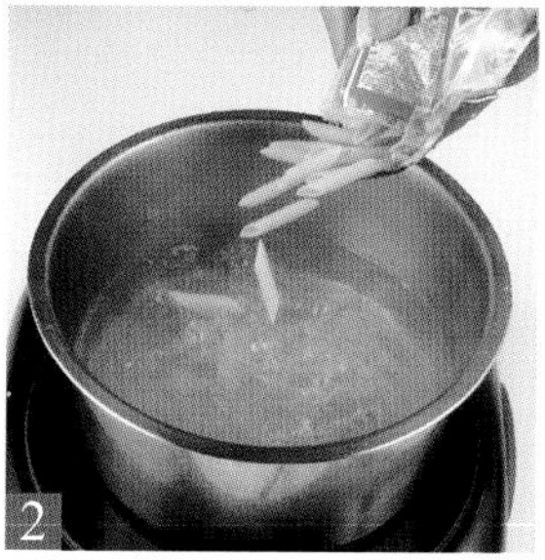

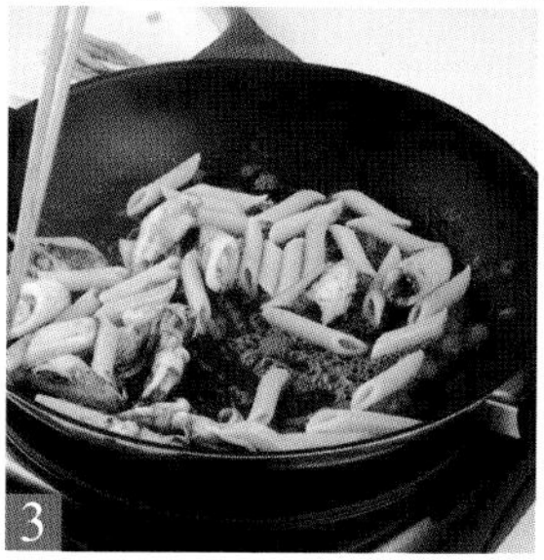

【做法】

1. 小卷洗淨斜切兩段。
2. 冷水中加入些許橄欖油與鹽，煮滾後放入筆管麵，約五～六分鐘，撈起備用。
3. 燒熱平底鍋，加入油、鹽，將小卷放入炒至八分熟，再加入筆管麵（亦可加入些許番茄丁）一同拌炒，起鍋前加入些許西式香料調味。

Tony主廚小撇步　小卷的墨囊，喜歡的人可以留下，不喜歡的人可以去除。

紅鮪魚排佐檸檬芥籽醬

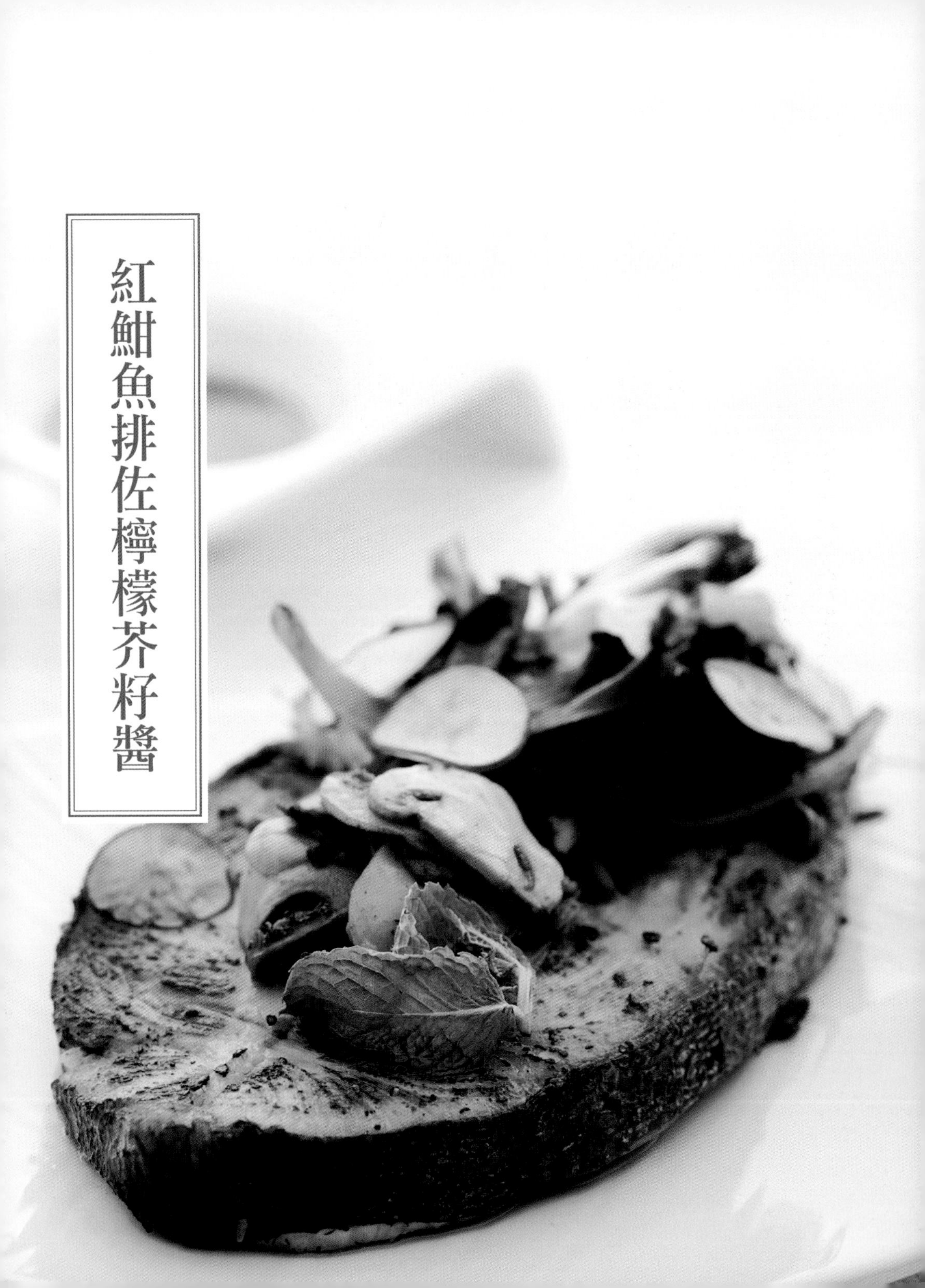

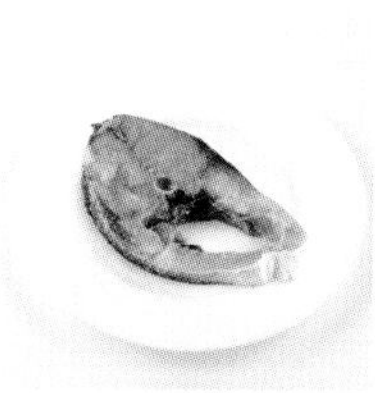

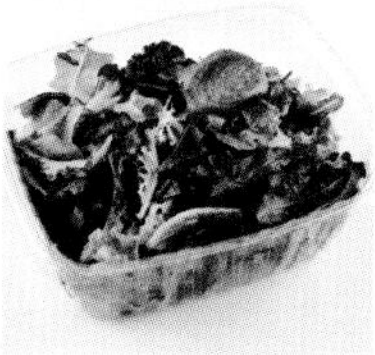

【材料】

紅鮒魚一塊

超市盒裝沙拉一盒

【調味料】

鹽、法國芥籽醬

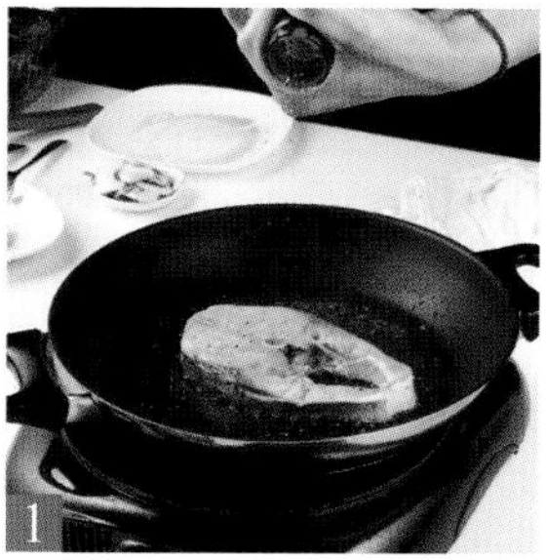

1

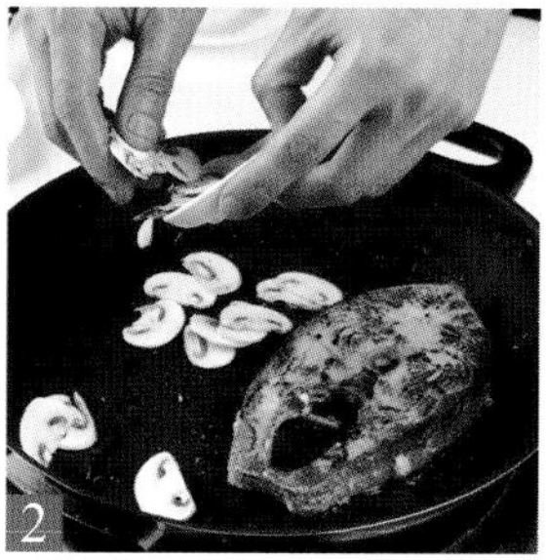

2

【做法】

1. 燒熱鍋子，加入油與鹽後，放入紅鮒魚，煎熟。煎熟魚的過程中，放入盒裝沙拉，在鍋中拌炒一下。

2. 也可放入切片磨菇一同拌炒，增加菜餚的色彩。等到魚煎熟了，再將所有食材組合，淋上法國芥籽醬。

Tony主廚小撇步　醬汁可以在超市中買到現成的，若想自己動手做清爽的醬汁，水果醋與檸檬汁，也是搭配海鮮的好夥伴。

邱老師小提醒　水果醋與檸檬汁可偶爾用做調味醬汁，不建議直接飲用喔！

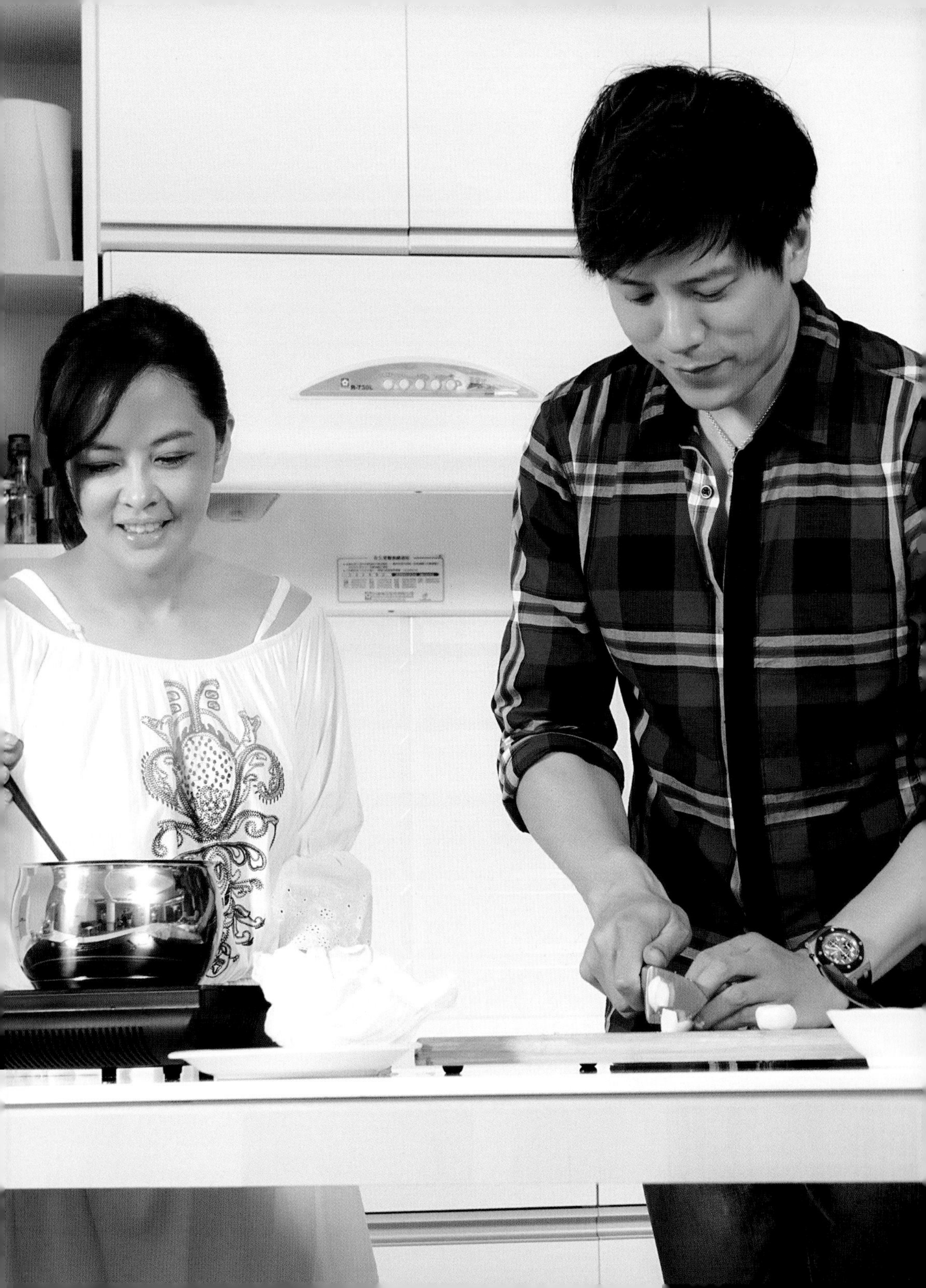

養生甜品

擇食也有美味甜點

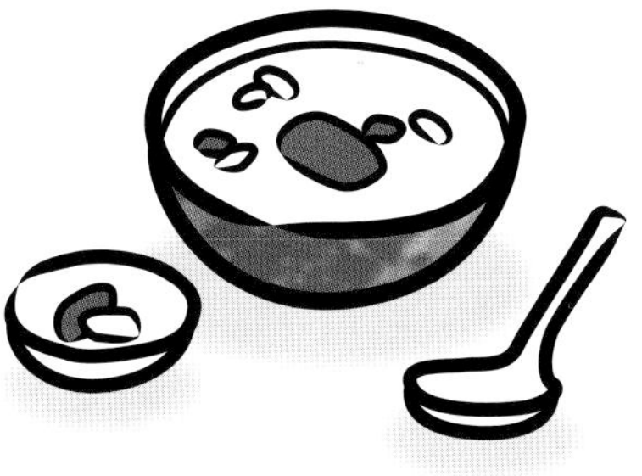

紅棗核桃小零嘴

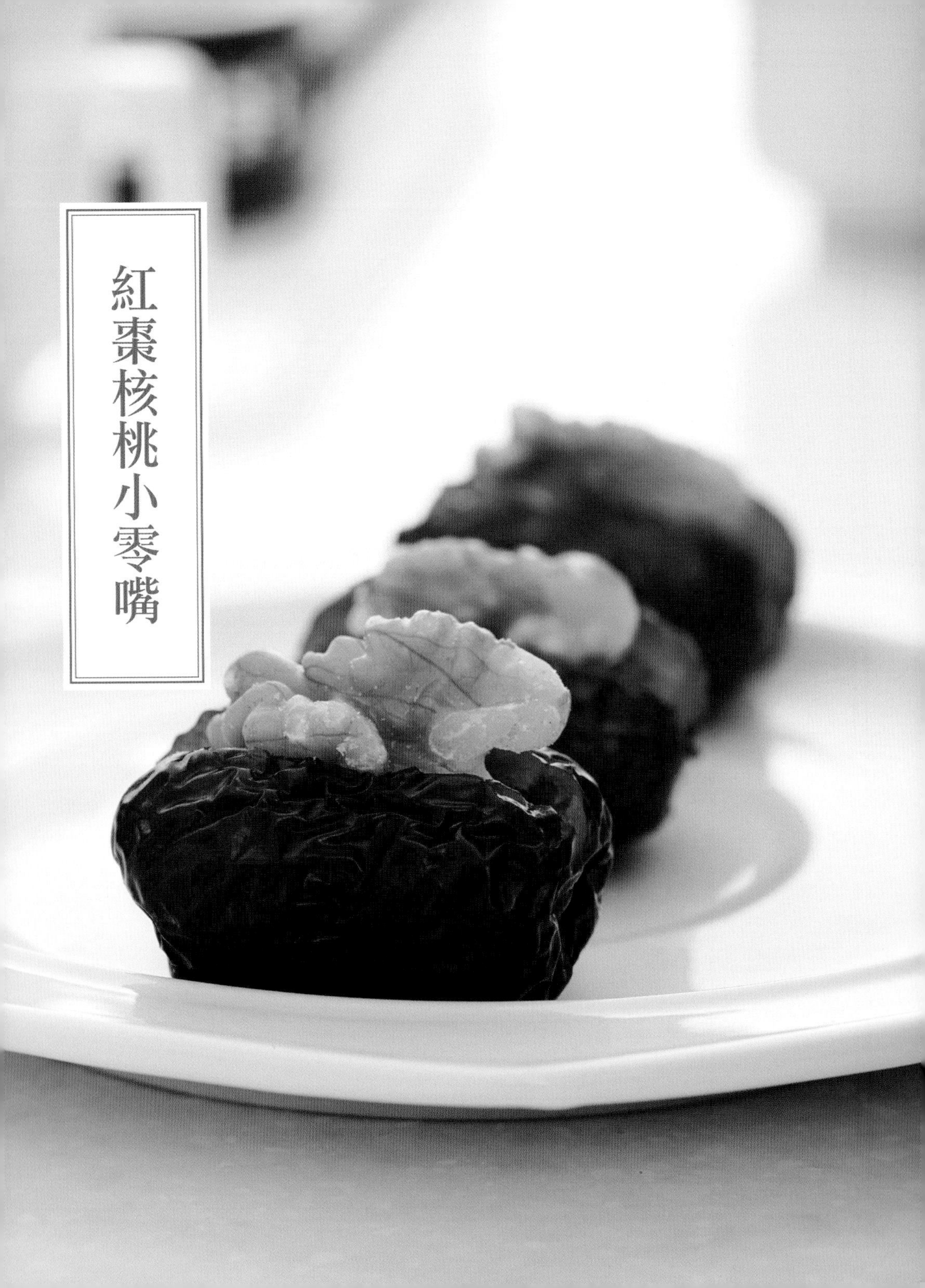

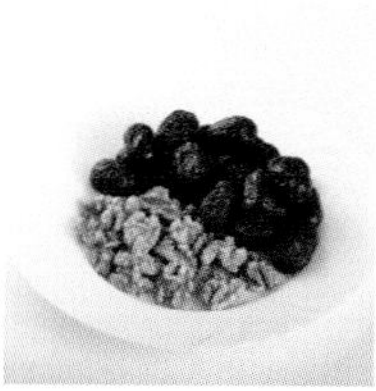

【材料】

紅棗十顆

核桃十顆

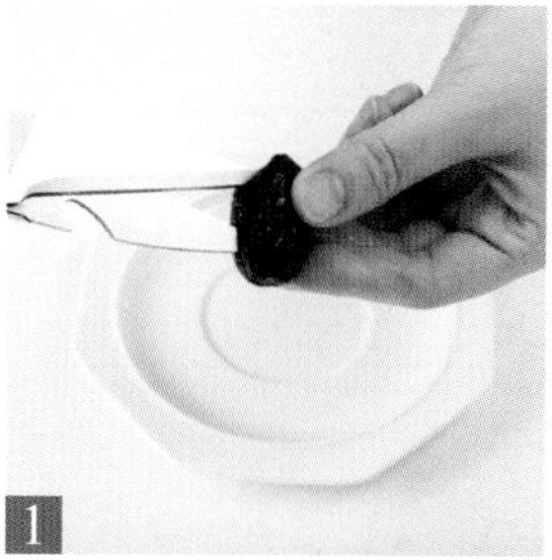

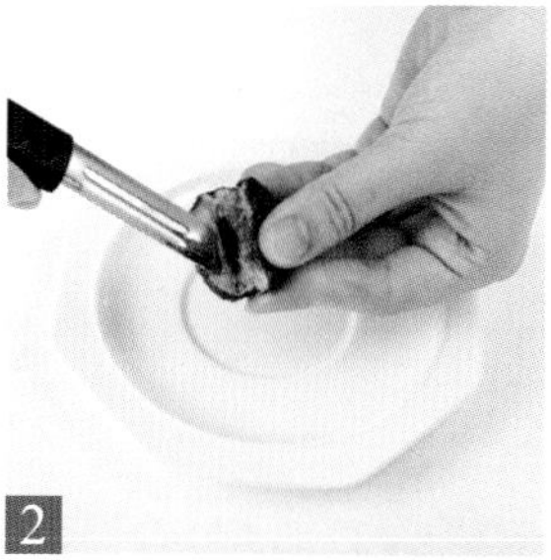

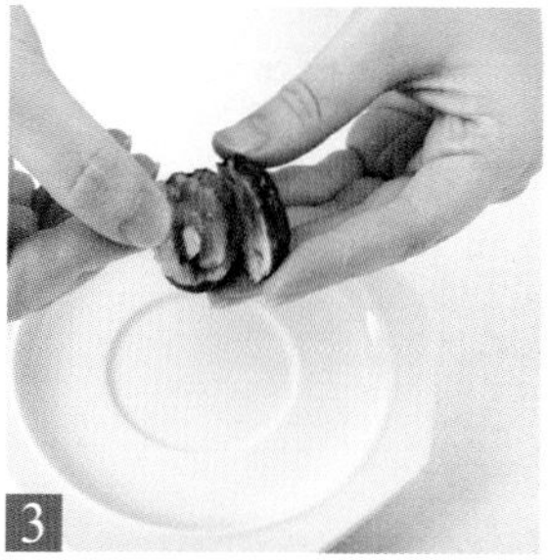

【做法】

1. 紅棗洗淨先用熱開水燙過，用剪刀剪開紅棗。

2. 用刨刀尖端，將紅棗籽仁挖出。

3. 再夾入一塊新鮮核桃，即可。

紅棗茯苓小米粥

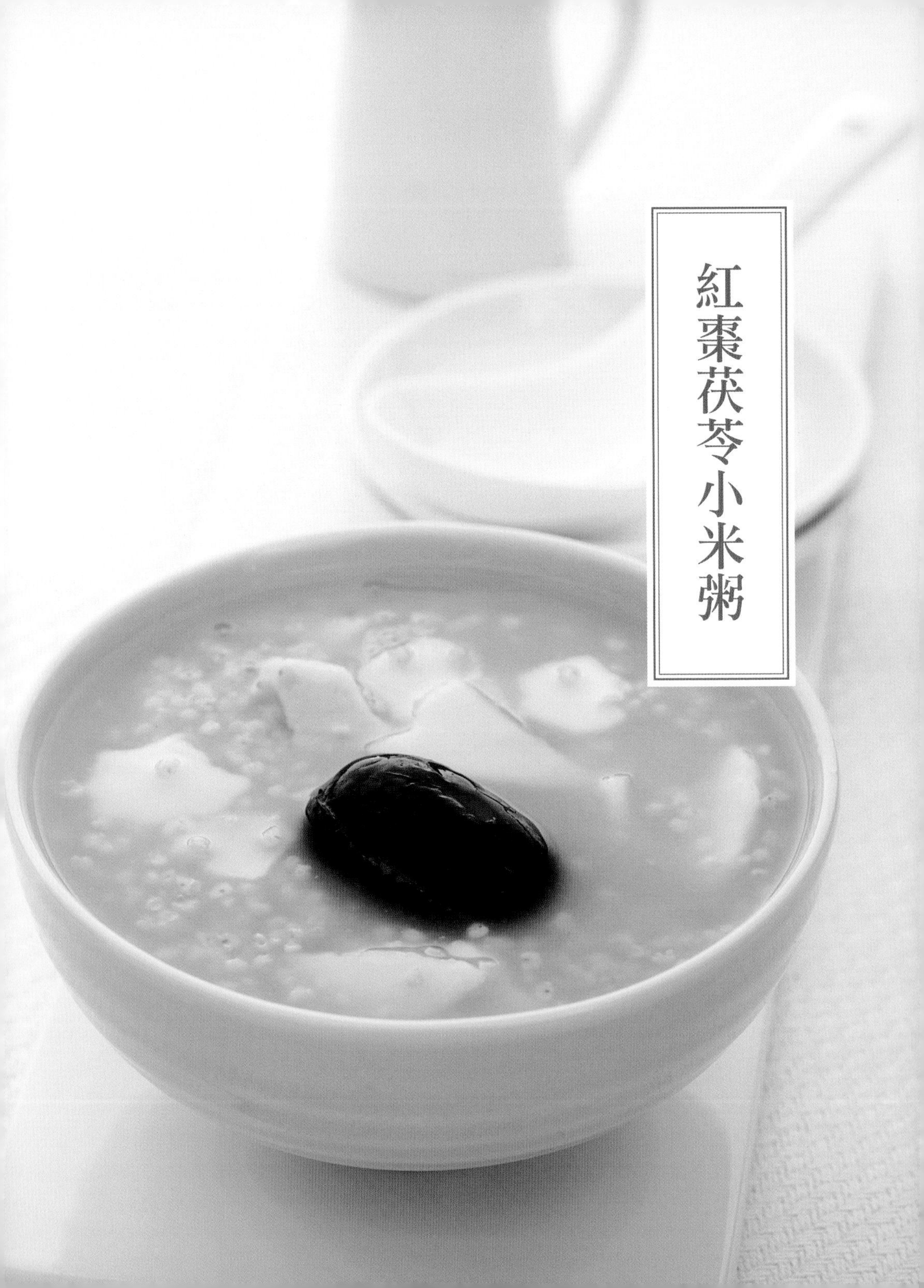

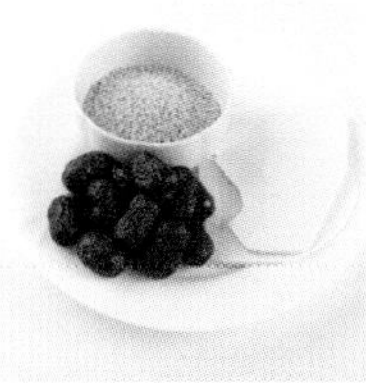

【材料】

紅棗十顆

茯苓三～四片

小米一杯

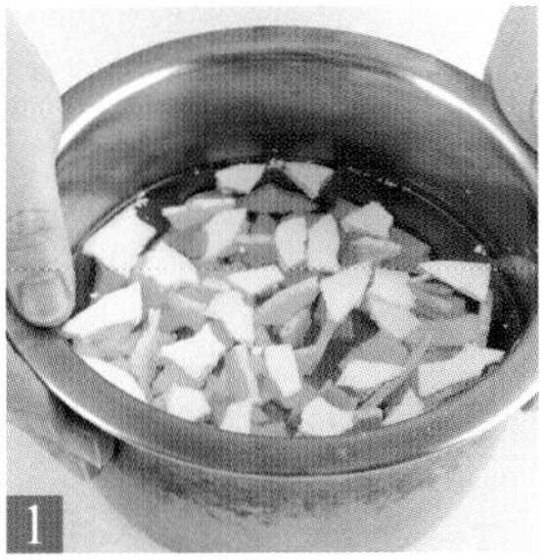

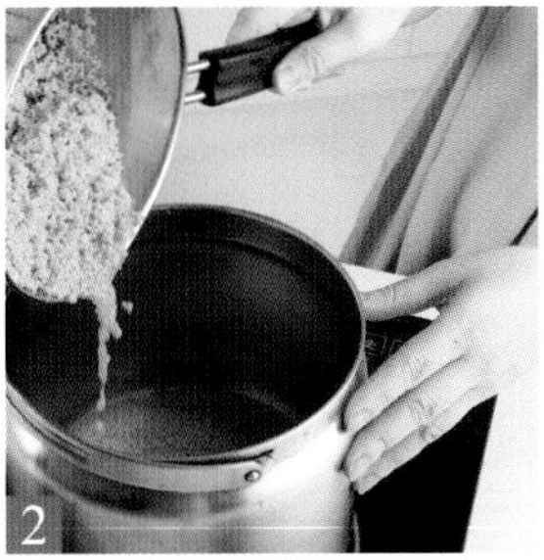

【做法】

1. 紅棗洗淨先用熱開水燙過，小米先浸泡二～四小時，茯苓先剪或用手掰成指甲大小，再泡二～四小時。

2. 將茯苓、小米與去籽紅棗放入鍋中，鍋中水量為小米用量的四倍，也就是一杯小米，需要有四杯的水量才足夠。以中火煮滾，煮滾後放入燜燒鍋中，燜至少一個半小時。

蔓越莓肉桂蘋果片

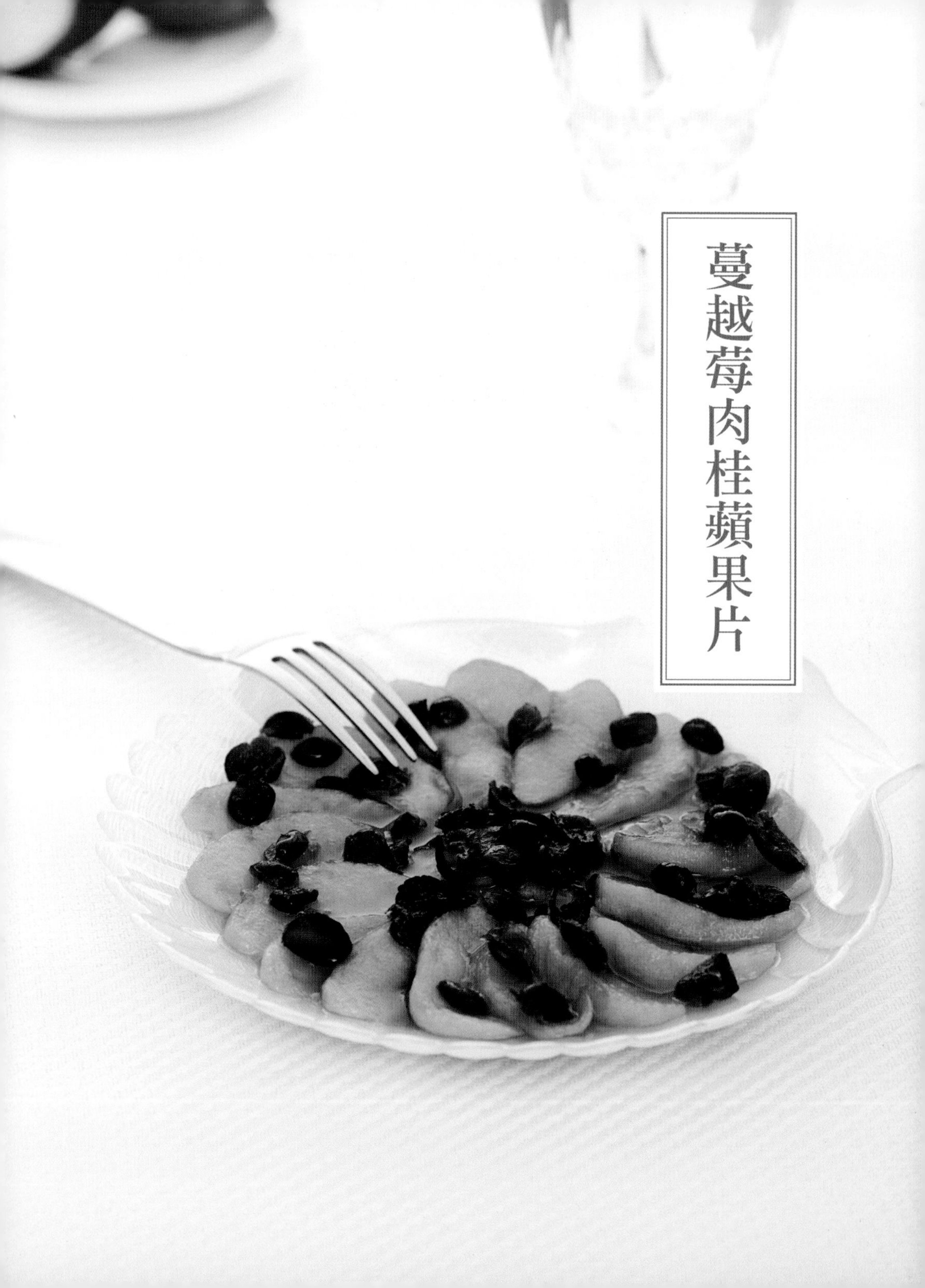

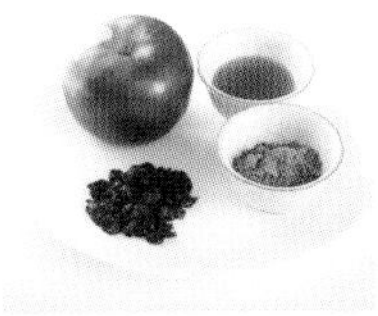

【材料】

蔓越莓果乾少許

白蘭地一小杯

蘋果一顆、肉桂粉適量

【調味料】

二號砂糖

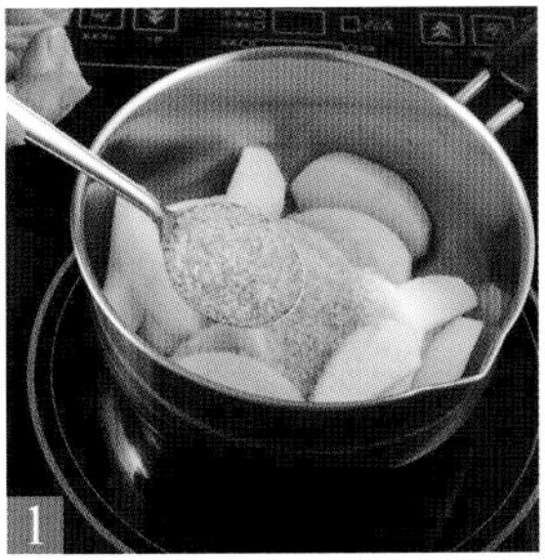

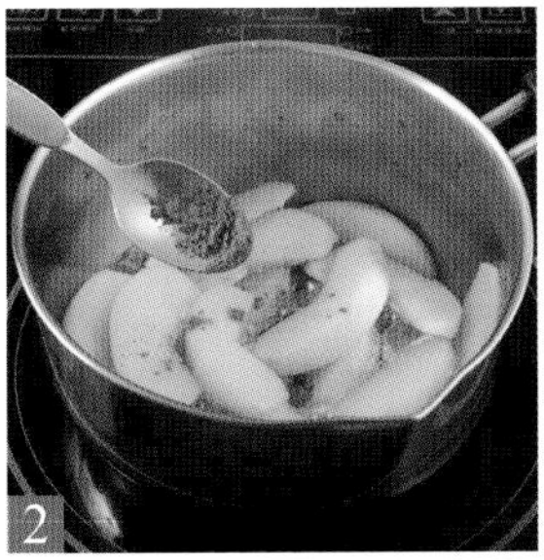

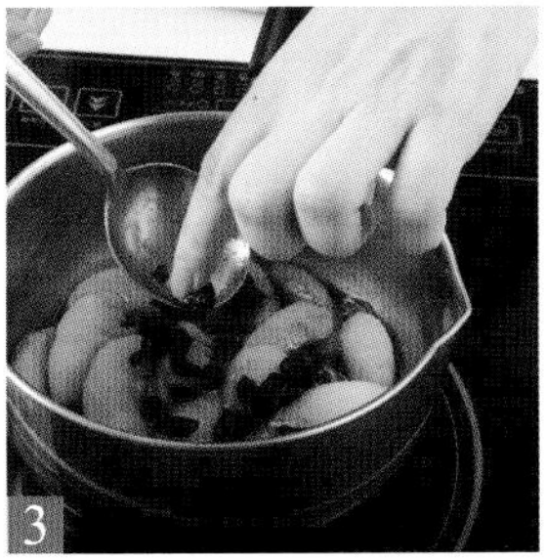

【做法】

1. 蘋果洗淨，削皮切片，放入鍋中，並加入二號砂糖，以小火煮軟，逼出果汁。
2. 蘋果煮軟後，撒上肉桂粉，再繼續煮到湯汁即將收乾。
3. 湯汁將收乾前，加入蔓越莓果乾，以及白蘭地酒再煮一下即可。

邱老師小提醒　若要做這道甜品給小朋友吃，就不要加酒。

地瓜蘭姆酒葡萄乾慕斯

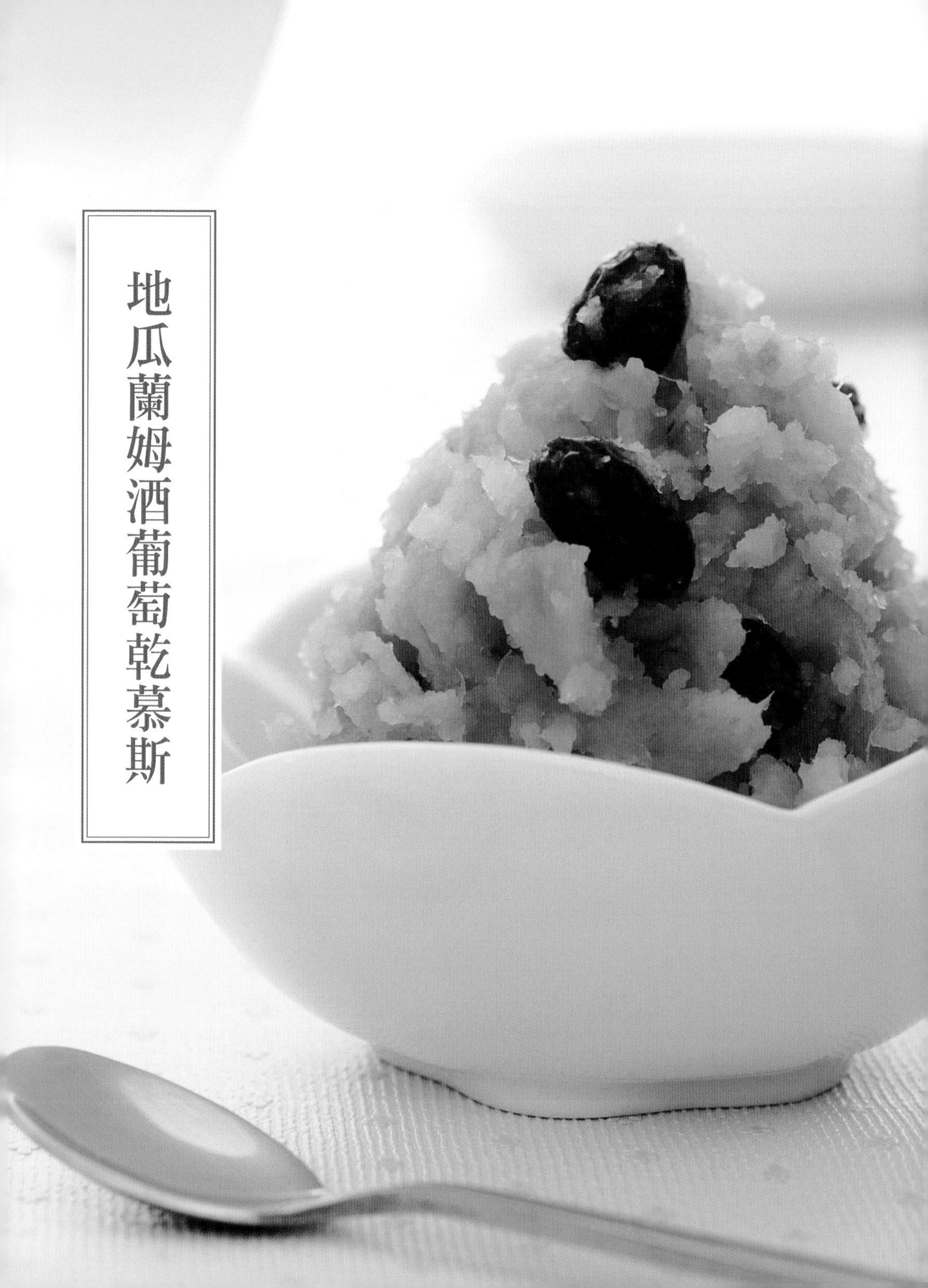

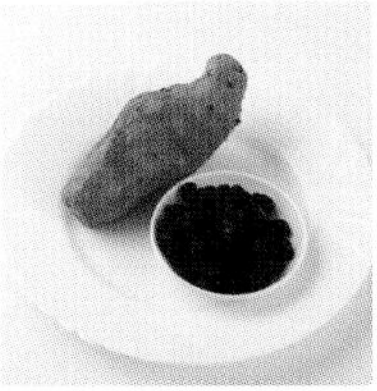

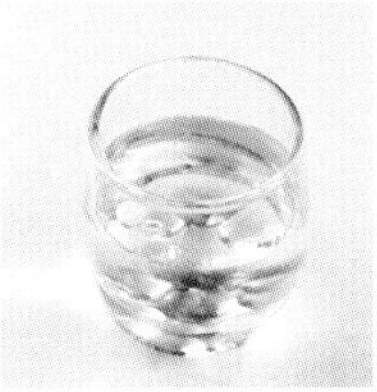

【材料】

地瓜一小條

葡萄乾一小碟

蘭姆酒少許

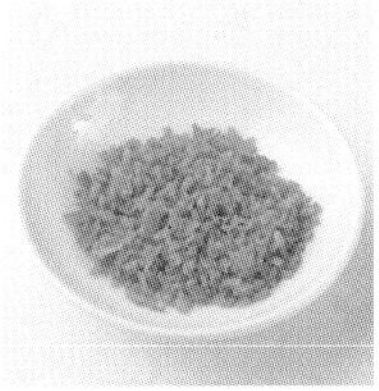

【調味料】

磨好的橙皮

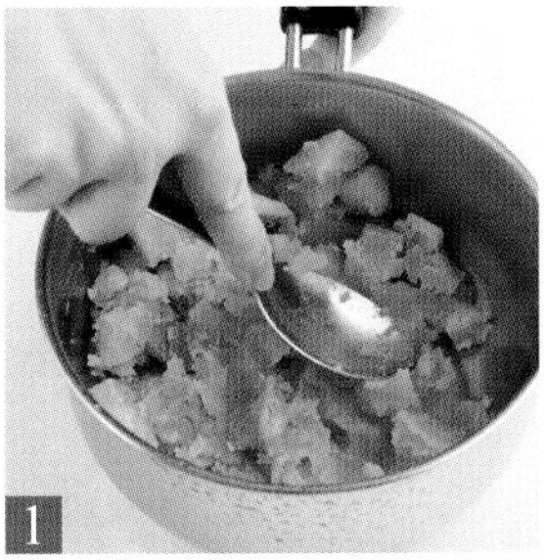

1

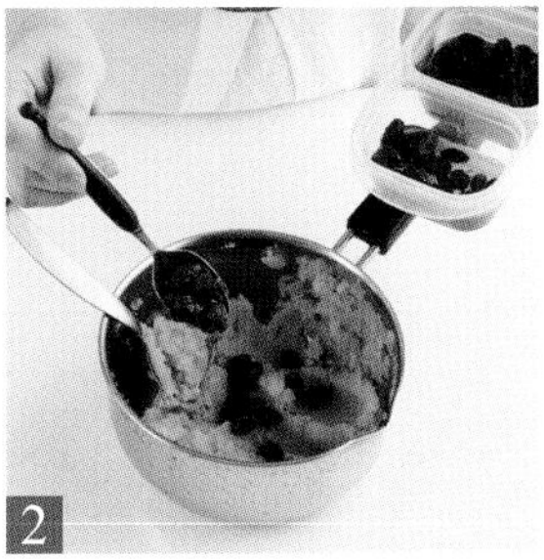

2

【做法】

1. 葡萄乾先用蘭姆酒在室溫中浸泡十二個小時，地瓜切塊，以電鍋蒸熟（外鍋放一杯水），蒸熟後搗成泥狀。

2. 再放入醃好的葡萄乾與蘭姆酒，以及些許橙皮一起攪拌成慕斯狀。

邱老師小提醒　若要做這道甜品給小朋友吃，就不要加酒。

桂花烏梅銀耳湯

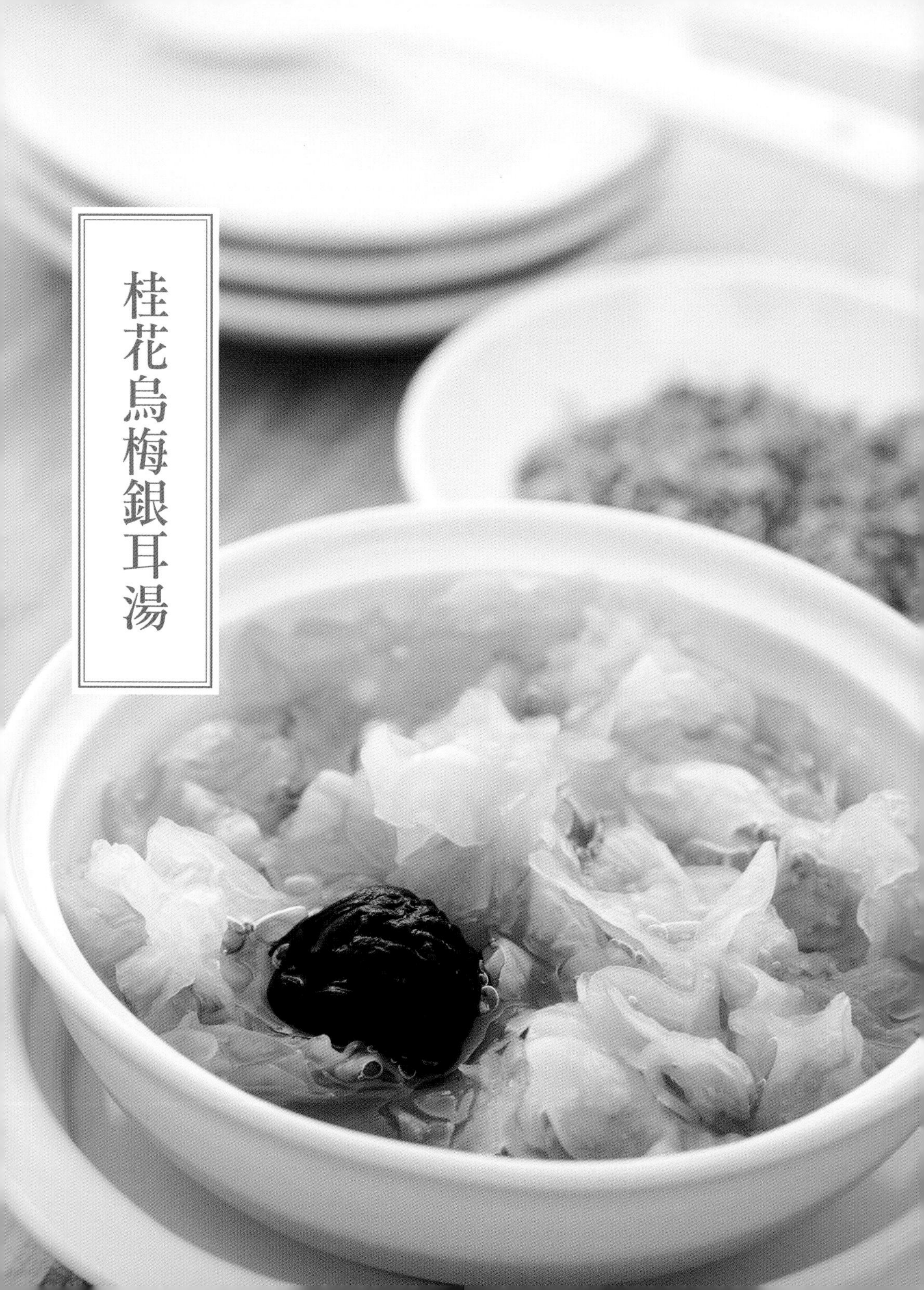

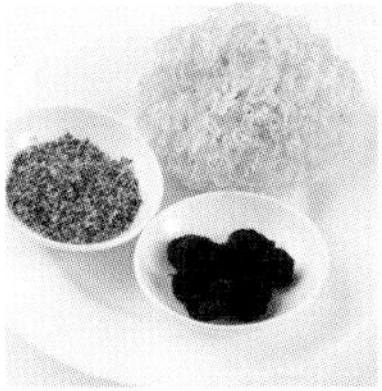

【材料】

桂花一小碟

烏梅五顆

白木耳一朵、陳皮

【調味料】

二號砂糖

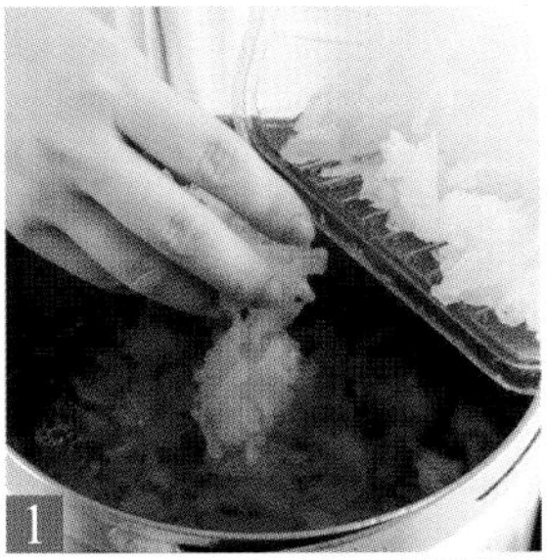

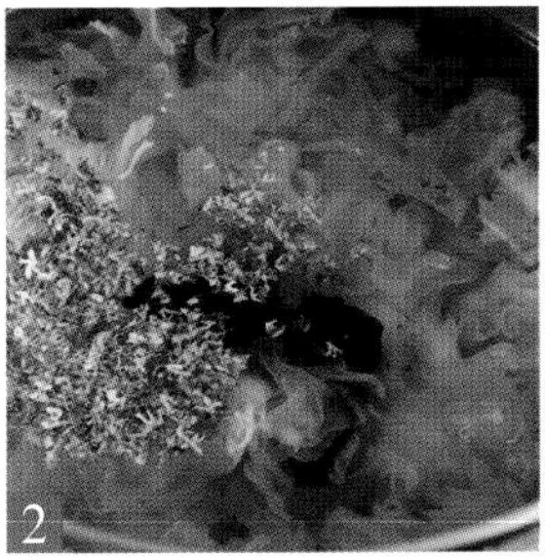

【做法】

1. 白木耳事先泡發，約需時一～二小時，再剝成小朵，烏梅、桂花皆須事先沖洗過。先以冷水將白木耳煮滾。

2. 煮滾後加入烏梅和桂花，以及用中藥袋裝好的陳皮，再加入三大匙的二號砂糖，再繼續煮二十分鐘，所有材料的味道都散發出來後，放涼即可。

邱老師小提醒　我喜歡在這道湯品裡加上陳皮提香，如果你不喜歡，也可以捨去喔。另外，烹煮過程中可隨時嚐嚐味道，不夠甜可再加糖，記得煮完後先將烏梅撈起，否則會太酸喔！

第四章

外食族免煩惱

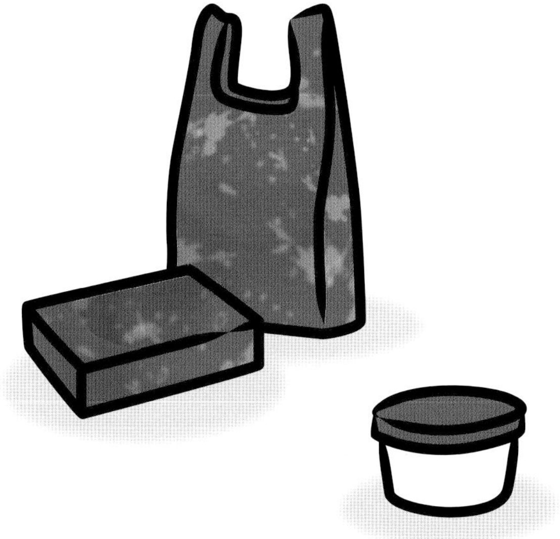

邱老師精挑現成的擇食餐廳

看到這裡，你一定會想問我，那無法自己料理三餐的人，該怎麼辦？

有的人會說，早餐要趕上班、上課，沒有時間熱雞湯，別說處理肉片和青菜了。午餐若要帶個便當，前一天晚上不一定有時間準備呢。至於晚餐，如果要在晚上七點半前吃完，外食可就是最佳方案了。或是，自己一個人居住的上班族，租的房子可能不方便開伙，更是餐餐都得靠外食。如此一來，老師的《擇食》方式，是不是根本都沒辦法執行了呢？

這些理由我早已經聽過千百次了，但是，我總相信如果你有心，你生活條件的侷限，一定有解決的方法。我有不少學生是，成天作息不正常，工作量大的藝人們，工作期間永遠只有雞腿便當和排骨便當兩種選擇，但是，他們仍舊有辦法按照《擇食》的要求，做到改善身體的體質，過著規律生活的你、我，有什麼理由做不到呢？

而且外食一詞，事實上是因應現代忙碌社會而生的一種對生活型態的形容，並不是無法改變的。其實只要每天早起半小時，就可以親自處理早餐，每天晚上少看半小時電視，或少上網半小時，應該也就可以把隔天的午餐便當準備好，帶到公司去微波。如果你的公司是彈性上下班的制度，那麼就慢慢地練習早一點上班，提早下班時間，好回家煮晚餐呀！其實，一切都操之在自己的手上，不要再老是拿工作或忙碌當藉口，有時間上網，就有時間自己料理的。無法再提早起床，多半也是因為太晚睡，晚睡的理由更是千百種，其實仔細想想，不也都是自己長久以來的壞習慣造成的嗎？

好了，大家要認為我嚴厲我也沒有什麼異議，我只是不免想要苦口婆心地再次提醒大家，「愛自己」不是口號，就像你愛一個人，是會自然而然為他付出的，那麼愛自己為什麼不用付出呢？

我當然能夠理解，有的時候我們總想要小小偷懶一下，或者放縱一下，尤其不論工作或是個人社交總難免會有外食的需求，我因為瞭解這些人性上的弱點或者生活中不可抗拒的可能性，常常也會花時間去研究市面上有哪些餐廳是可以做出符合擇食原則的美食的。經過這些年的尋訪累積，我已經有不少外食餐廳的口袋名單，而且範圍從便利商店到異國餐廳都有，甚至還有五星級飯店呢！看到這裡，是不是開心許多呢？

原本我也一度以為，市面上的餐廳要符合《擇食》原則，非常困難，但是，我發現只要你肯開口要求老闆，告訴店家：「我的湯麵請不要加蔥，也不要油蔥。」一切一盤肝連肉時，跟老闆說：「我的淋醬只要醬油和薑絲就好。」一般的小吃店或餐廳多半可以配合。點菜時，也可以向服務生問問：「我不吃蛋、不吃蒜頭，你能幫我推薦可以吃的菜色，或是請師傅幫我去掉嗎？」其實把習慣養成了，你自然就很輕鬆可以選擇出適當的外食。

除了餐廳之外，我們要選擇買早點或者是零食的時候，我也跟大家分享幾個我自己的挑選標準。如果是麵包類，首先就看包裝標示，是否含蛋、奶，現在大部分的麵包店都會在產品名稱的標牌上，標示是否含蛋或含奶，以方便吃素的人選購，我們也可以好好的利用。另外，便利商店或是量販店的麵包或食材，外包裝上也都會標示成分，自己檢查一下，就可以挑出可以吃的品項，要記得看看反式脂肪這一欄，含量要為0喔！這個一定要小心，我曾經看過有些強調健康營養的蘇打餅乾，居然含有反式脂肪，大家選購時一定得張大眼睛。一開始你可能會覺得很麻煩，但是當你都瀏覽過一次貨架上的商品後，下次你就可以輕鬆快速地選擇了。

外食的偷吃步

當為了工作應酬或者是和朋友、親人歡聚用餐的時候，想到你這個要忌口、那個不能吃，是不是心裡顧忌著讓人家說你難相處呢？會不會害怕自己因為擇食的原則而在餐廳裡聚餐卻吃不飽呢？

在我諮詢過的同學當中，有人曾經和我分享過一個不錯的方法，可以減少在餐廳吃飯的尷尬，那就是出發前先讓自己吃個七分飽，等到了餐廳，開始上菜時，因為已經差不多飽了，所以自然地不會有強烈的食慾，這時再根據餐桌上的菜色，挑選自己能吃的就好了。這個方法雖然是消極的迴避，但也不失為一個可參考的方式。如果可以，我還是很希望你可以和大家分享你的《擇食》生活，告訴你的親朋好友，自從忌口後，你的身體有了哪些好變化，吃對食物帶給你多好的改變等等，讓大家和你一起變得更健康，那麼你也等於幫助了別人呀。

另外，有些小提醒便是，當身體有些狀況時，例如：正在上班，卻感覺感冒快要發作，或是大熱天有中暑的跡象，這時候請權衡輕重，讓身體的狀況恢復為要。快要感冒時，即使手搖茶店的熱薑茶，加了會上火的黑糖，也沒關係，快快讓身體透過熱薑茶來暖一下，避免感冒發作，如果你其他時間都有正確的擇食，這一杯會讓身體上火的黑糖，很快地就能被你的身體代謝掉的。

接下來你馬上就可以看到我為大家推薦的外食選擇，但是在和大家分享之前，我還是想要求大家，盡量親手處理食物，從前幾年的塑化劑到最近的毒澱粉等等新聞事件，如果是按照《擇食》的要求，其實怎麼樣也不會吃到添加了這些有毒物質的食品，如果可以自己料理，相對地也可以降低不少風險，不是嗎？為了吃值得冒生命的危險嗎？大家真的有那麼把命豁出去嗎？

好了，接下來，便是我多年以來親自試吃，親自和餐廳討論、交涉的外食索引，請開動！

點餐的重點需求

部分速食店的餐飲是符合《擇食》標準的，只不過還是需要挑三揀四一下喔！

MOS摩斯漢堡：薑燒珍珠堡

一份薑燒珍珠堡，就已經有菜、有肉、有飯了。想喝點湯的，可以加點一杯鮮菇湯。這個餐點比較適合食量較小的人。

麥當勞：板烤雞腿堡（去醬汁）、炸雞（去皮）

不少同學是成天在外奔走的業務，最方便的餐廳就是麥當勞了。只要將板烤雞腿堡去掉醬汁，炸雞去皮，也能算勉強過關了。

吉野家：薑燒豬肉丼

吉野家的薑燒豬肉丼是我很喜愛的餐點之一。有足夠的飯量，又只有使用洋蔥，可以說是外食中最接近《擇食》要求的餐點之一。

源士林：豬肝粥、瘦肉粥

粥品店的豬肝粥和瘦肉粥也都是可以考慮的，但是要仔細地叮嚀老闆，不要加其他調味料，加鹽巴或薑就好，但要記得補充一些蔬菜喔！

杏子豬排：日式豬排飯（將豬排的油炸外皮去掉，配菜挑著吃。）

日式豬排比照麥當勞的炸雞，菜上桌時，先把油炸的外皮去掉，配菜避開寒性的蘿蔔、醃菜，有選擇的話，不要喝味噌湯，問問店家可不可以換成紫菜湯，這樣也就可以有很飽足的一餐喔！

便利商店：關東煮區的杏鮑菇、筊白筍、玉米

假設你中午選擇了速食而蔬菜量不夠，可以到便利商店的關東煮區，選擇如：杏鮑菇、筊白筍、玉米等補充一餐當中不足的蔬菜量！

小吃店或麵攤

燙一份嘴邊肉或肝連肉，及一份燙青菜，加上白飯，就是超完美的擇食餐喔！

親友聚餐好選擇

好友見面，想要到舒適一點的餐廳聚聚，以下這些餐廳，都是可以接受客人的飲食要求，做出適當的回應與變化的餐廳，也都是些環境很舒適的地方，這下就不愁沒有好餐廳可以和親友聚餐了！

喜來登安東廳

五星級飯店裡的餐廳，多半能夠因應客人的飲食需求做調整，我自己前往安東廳用餐時，並無特定的菜單，享用的是當日餐廳設定好的套餐。不過，我很清楚地跟服務生說明我必須忌口的食物，他們也很精心的幫我調整，讓我有了美好的用餐體驗。

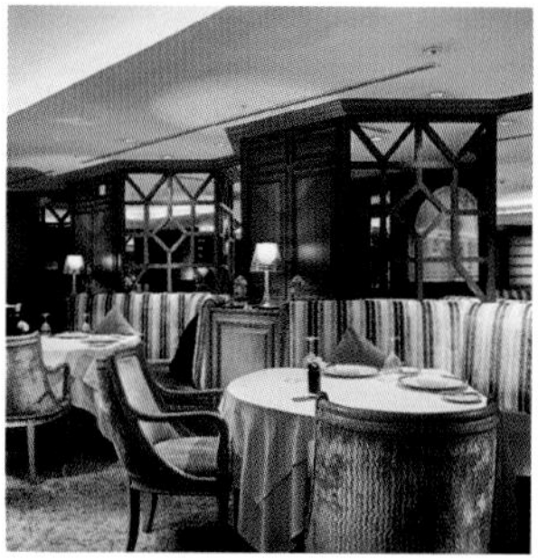

地址：
台北市忠孝東路一段12號
喜來登飯店2樓

電話：
02-2321-1818

營業時間：
午餐　11:30～14:30
晚餐　18:00～22:00

希臘左巴

這家希臘菜，其實只要避開起司、乳酪、或是焗烤類料理，菜單上還有好多符合擇食原則的料理喔！例如：香料烤雞、烤肉等等。飲料部分也有花草茶可以選擇。而且地中海風格的室內裝潢，也很讓人心曠神怡，這家可是我的私房餐廳呢！

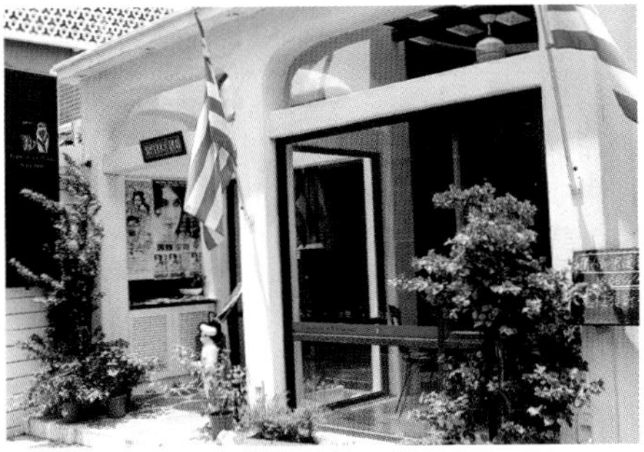

地址：

師大店　台北市師大路59巷5號
台大店　台北市羅斯福路三段283巷7弄16號
永康店　台北市麗水街7巷1號

電話：

師大店　02-2366-0583
台大店　02-2363-3925
永康店　02-2321-2129

營業時間：

午餐　11:00～15:00
下午茶　15:00～17:00
晚餐　17:00～22:00（假日營業至22:30）

山中屋

在擇食的原則中，日本料理店多半無法成為我的外食清單的，但是山中屋的豬肉壽喜鍋，是我大力推薦的。這一份壽喜鍋，分量足足夠二～三人一起分享，大約一千多元，非常划算，加上美好的用餐環境，我自己需要跟朋友聚餐時，常常就會來吃壽喜鍋。

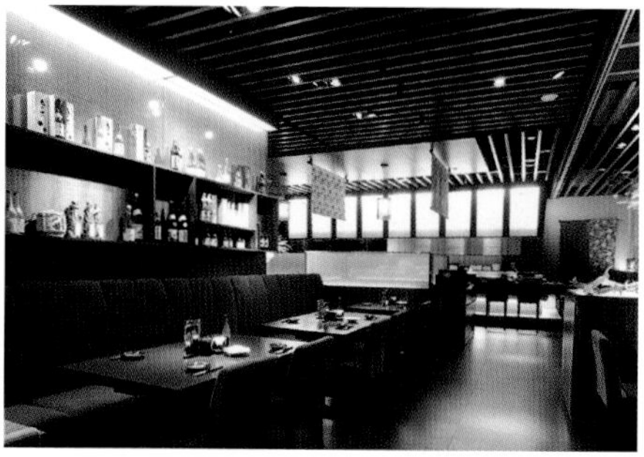

地址：
台北市松壽路22號

電話：
02-2722-0808

營業時間：
午餐　11:30～14:30
晚餐　18:00～22:00

禾豐涮涮鍋

一般的涮涮鍋通常只能讓你選擇主餐肉品，但是這家只要在上菜盤之前，告訴服務生，你不要吃的東西，他們便會幫你更換。諸如火鍋料中太寒的蔬菜等，都可以更換，會以你可以吃的蔬菜替換上，所以也不必擔心去掉不能吃的食材會吃不飽喔。

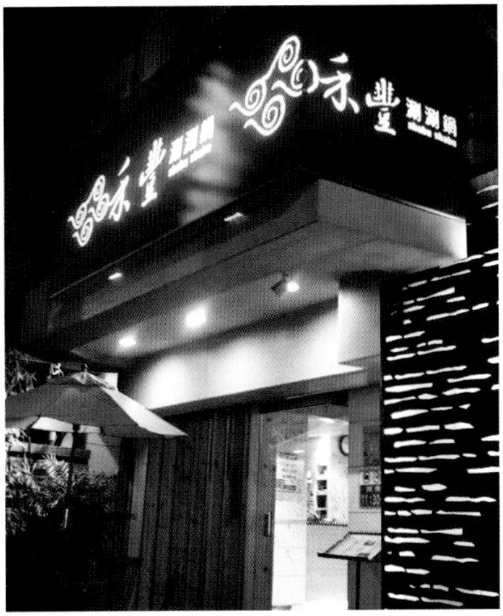

地址：
台北市大安區復興南路二段148巷16號

電話：
02-2709-5999

營業時間：
11:30～23:00

享瘦零嘴

除了食譜中示範的甜品之外，平常你也可以準備著這些，當作嘴饞時的小零嘴，其中，我想特別向大家推薦的是由財團法人台灣肯納自閉症基金會所製作的「幸福棗」（註）。這個為了肯納自閉症病人所成立的基金會，藉著自閉症庇護工坊所製作的產品販售來募集基金。「幸福棗」也就是椰棗，他們選擇來自中東的風乾椰棗，手工去籽後再塞入低溫烘烤過的杏仁果，不添加人工調味，既美味又健康。同樣是買零嘴，還可以同時支持他們，何樂而不為呢？

其他，經過我嚴格把關之後，可以提供給大家的零食如下：

＊聖德科斯椰棗五顆／天
＊福義軒蘇打餅乾三～五片／天
＊ACE竹鹽蘇打餅一～二小包／天
＊全家中立蘇打餅三～五片／天
＊漢補世家紅棗王五顆／天（可生吃，食用前用流動的淨水泡十五分

鐘，並用熱開水燙過。）

＊家樂福 蔓越莓果乾 適量／天

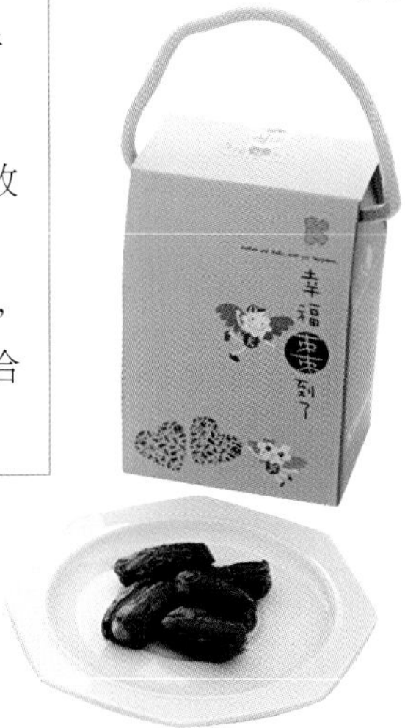

註：幸福棗購買方式：

＊上網搜尋「肯納自閉症基金會」官網即可看到完整商品型錄，網址為：http://www.kanner.org.tw/，進入網頁後點選上方「肯納商品」，再點選「食品」就可以找到幸福棗嘍！
下載訂購單，填寫後傳真或Email。
傳真：02-2874-8177
Email：kanner_taiwan@yahoo.com.tw

＊撥打電話到基金會，告知購買商品名稱、數量、付款方式與到貨日期。(貨到付款手續費需自行負擔)

＊訂購滿2,000元即可享免運費，2,000元以下酌收150元運費。

＊基金會上班時間為：周一至周五9:00～17:00，如有任何問題歡迎在上班時間來電或來信洽詢。電話：02-2874-1699

擇食2 邱錦伶的瘦身食堂

作者　邱錦伶
採訪撰稿　徐詩淵
責任編輯　周湘琦
協力編輯　陳慶祐、簡子傑
美術設計　顧介鈞
攝影　林昭宏
攝影助理　謝天祐
行銷企劃　洪詩茵

擇食. 2, 邱錦伶的瘦身食堂 / 邱錦伶作. -- 初版. -- 臺北市 : 推守文化創意, 2013.07
面；　公分. -- (養生齋 ; 3)
ISBN 978-986-5883-17-1(平裝)

1.食譜 2.減重

427.1　　102012723

出版者　推守文化創意股份有限公司
發行人　韓嵩齡
總經理　韓嵩齡
總編輯　周湘琦
副總編輯　陳慶祐
行銷暨印務經理　梁芳春
行銷副理　黃文慧
行銷業務　汪婷婷、塗幸儀

網址　www.pushinghanz.com
發行地址　106台北市大安區四維路14巷4號
電話　02-27007551
傳真　02-27007552
劃撥帳號　50043336　戶名：推守文化創意股份有限公司
讀者服務信箱　reader@php.emocm.com
總經銷　高寶書版集團
地址　114台北市內湖區洲子街88號3樓
電話　02-27992788
傳真　02-27990909

特別感謝：漢補世家游士德、擇食讀者王逸安、Tony與擇食同學會LuLu Ma

初版一刷　2013年 7月
ISBN　978-986-5883-17-1

擇食見證分享會

看完書之後，想瞭解其他人的擇食狀況嗎？希望邱老師能親自提點嗎？只要回答下方2個問題，將由邱錦伶老師親自挑選出十位幸運讀者，就可參加邱老師擇食同學會，聽取其他同學的擇食路程，以及邱老師現場提點。

活動日期：102.08.01-09.02

活動辦法：

1.讀者於本回函回答以下問題，並填妥讀者基本資料寄回本社。
2.將由邱錦伶老師親自挑選可做為示範案例的十位幸運讀者，提供與老師和其他同學面對面交流分享的機會。
3.獲選名單將公布在邱老師養生齋粉絲頁及推守文化粉絲頁。(網址詳見書封內頁) 也會有專人通知，因此需留下可聯絡到本人的手機或室內電話。否則視同放棄權益。

Q1 購買擇食2的動機為何？

☐瘦身 ☐改善體質 ☐瞭解健康飲食概念

☐其他 ______________________

____

Q2 最令你感到最困擾，且最想藉由擇食方法改善的身體狀況為何？

____

____

____

讀者資料

姓名 ______ ☐先生 ☐小姐

電話 ☐☐☐ ______

地址 ______

E-mail ______

年齡 ☐21歲以下 ☐21-25歲 ☐26-30歲 ☐31-35歲 ☐36-40歲 ☐41-45歲 ☐46歲以上

請沿著虛線剪開

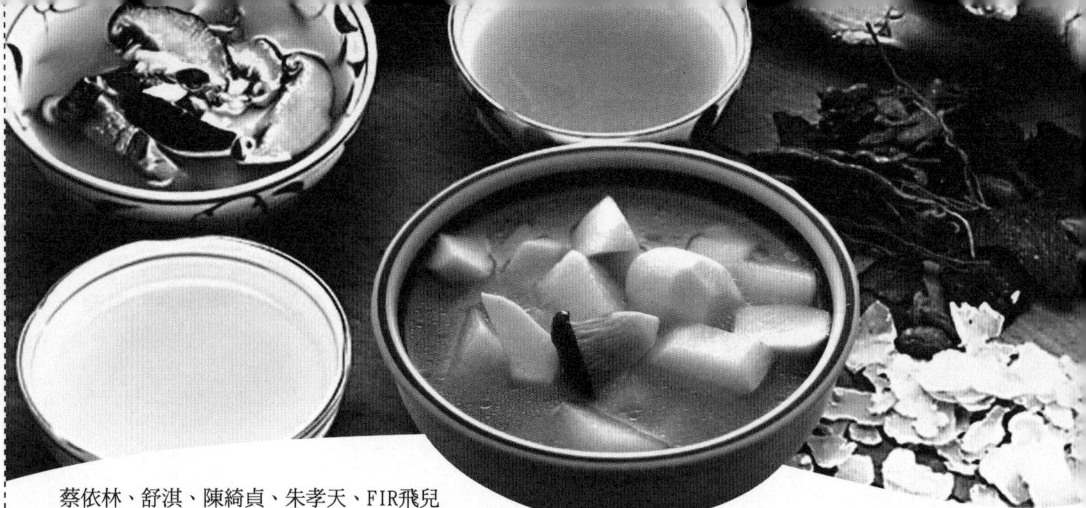

廣 告 回 函
台北郵局登記證
台北廣字第2710號

免貼郵票戳記

10689
台北市大安區四維路14巷4號
推守文化創意股份有限公司

擇食2：吃到自然瘦，邱錦伶明星級的養生法　徵文活動

行銷部收

請沿著虛線剪開

請對摺後直接投入郵筒，勿使用釘書針或膠水。